Men's Health
おとなのための医学読本②

帝京大学医学部教授
Horie Shigeo
堀江重郎

男性の病気の手術と治療

――診察室では聞けない前立腺・ED・がんの心得

かまくら春秋社

Men's Health

おとなのための医学読本②

男性の病気の手術と治療

――診察室では聞けない前立腺・ＥＤ・がんの心得

＊はじめに

男性がかかる泌尿器の病気の手術について説明します。医療機器や技術の向上により、患者さんの負担の少ない手術ができるようになることは、私たちにとっては大変励みになることです。

泌尿器科の病気にかかって手術について知っておきたい方、また一般的な知識として心得ておきたいという方に読んでいただきたいと思います。

泌尿器とは、分泌と尿路の二つの単語を組みあわせてできた言葉です。尿路は尿が作られて体外へ排出されるまでの経路のことで、腎臓、尿管、膀胱、尿道を介して尿は体外へ運ばれます。分泌とは、主にホルモンを産生することで、精巣は男性ホルモンと呼ばれるテストステロンを、副腎は炎症を抑えたり血圧を調節したり、からだの水分を調節したりするホルモンを産生しています。またテストステロンが働くことで形成される男性器には、精巣、精巣上体、陰茎、前立腺が含まれます。このように泌尿器は、多くの臓器から成り立っていますが、からだの背中側から下半身に存在しており、胃や腸がある腹腔の背中側にあることから、後腹膜臓器とも呼ばれます。

ですので、尿に関する問題と男性器に関する問題を泌尿器の専門医である泌尿器科医が扱っています。泌尿器科医はまた外科医であり、多くの病気は手術で解決できます。一方、排尿障害、男性更年期障害やEDは薬での治療が主体となっています。

本書は比較的なじみが薄い、泌尿器の問題について、「手術だから治る泌尿器の病気」、「ここまで来ているEDの治療」、そして『あきらめない治療』に関するQ＆A」の三つの章で解説を試みました。特に三章は患者さんの実際の疑問についてお答えした内容になっています。

医療機器や設備について、また手術の詳細は、私の勤務する帝京大学病院泌尿器科で行われるものが標準になっておりますことをご承知おきください。

本書が泌尿器の病気について少しでも理解を深める一助になれば、筆者の喜びです。

泌尿器・男性生殖器の位置と構造

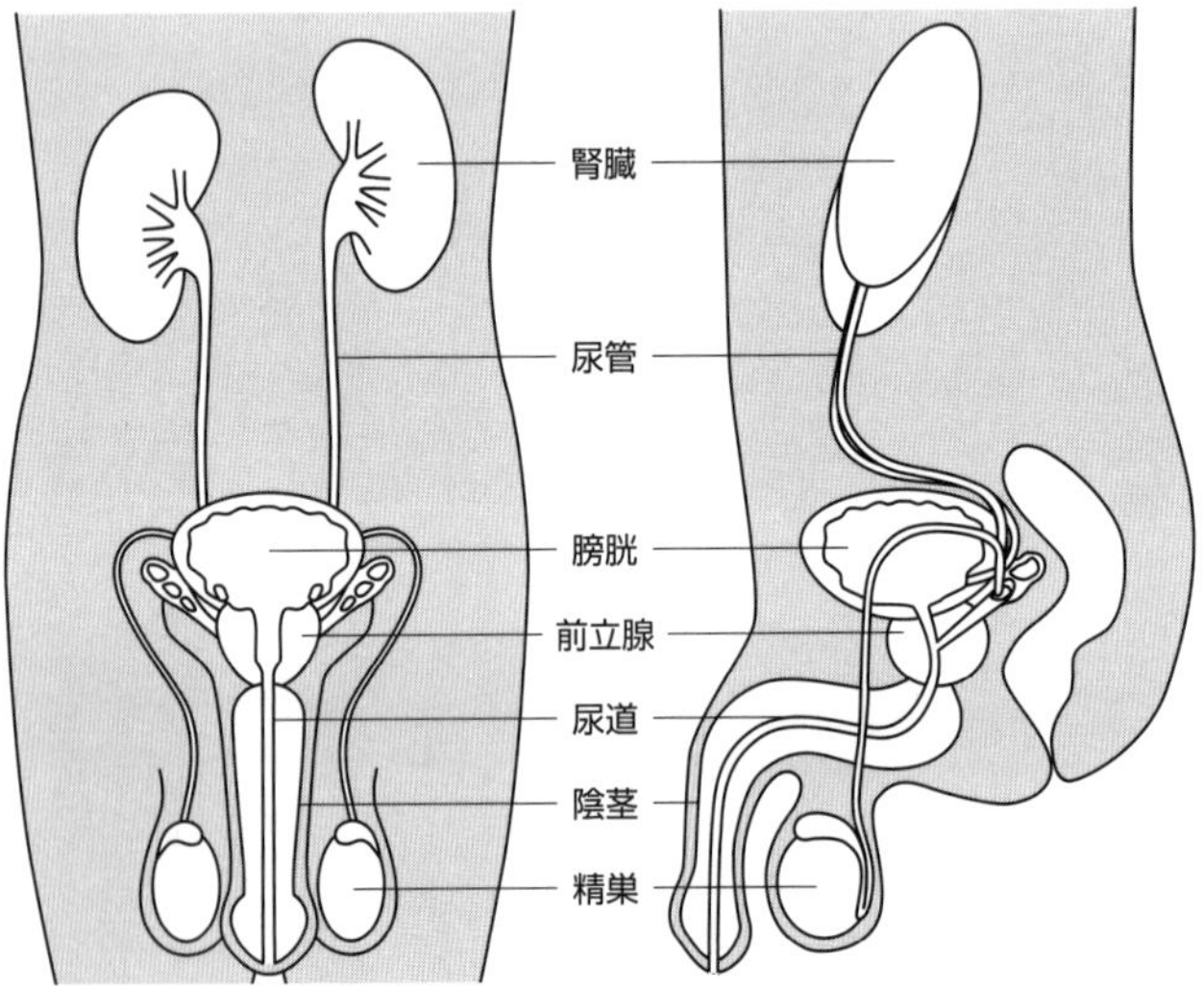

男性の病気の手術と治療
――診察室では聞けない前立腺・ＥＤ・がんの心得 ◎ 目次

装丁　林　琢真
図版作成　井田真峰子

第一章　手術だから治る泌尿器の病気

1　腹腔鏡手術について

●手術はエベレスト登山

胃や腸がある空間を腹腔《ふくくう》といいますが、泌尿器科が扱う臓器である副腎、腎臓、尿管、膀胱、前立腺は腹腔の後ろ側にあることから後腹膜腔《こうふくまくくう》にあるといわれます。

これらの臓器は、からだの奥にあります。そのため胃や腸の手術と異なり、開腹で手術を行うとなると創を大きくする必要があります。したがって、皮膚だけでなく筋肉にも切開を加えるために、手術は成功しても手術後の傷の痛みや筋肉の損傷、萎縮などの副作用が出てきてしまい、患者さんには負担の大きい手術といえます。

またからだの奥には大動脈、大静脈といった大血管、あるいは静脈が束になった静脈叢と呼ばれる出血しやすい部分がありますので、泌尿器の手術では、手術台の照明をからだの奥に的確に当て、かつ正確な手術操作を行う必要もあります。それでも手術機器が十分に発達していなかった昔は大出血をすることがありました。

この問題を解決するために、腹腔鏡手術が開発されてきました。からだに一センチ程度の穴を三、四か所あけ、ここを操作孔として、内視鏡や手術器具を挿入して手術します。鏡視下手術とも呼ばれます。

腹腔鏡手術は、傷も小さく、筋肉の切開もしませんので、低侵襲手術といえますが、それだけでなく、からだの奥でも、カメラにより拡大した視野で手術を丁寧、安全に行うことができます。皮膚や筋肉を切開せずに目的とする臓器の手術ができれば、患者さんの負担は格段に少なくなります。また、手術後の回復が早く、食事を早く始められたり、また歩行を早く開始できることから入院期間が短縮されるというメリットがあります。

腹腔鏡手術はまず胆囊摘除に応用されました。胆石がある場合に行う胆囊摘除は比較的簡単な手術ですが、ある程度大きくおなかを切る必要があります。腹腔鏡で小さい穴のみ開けて手術をするメリットが大きいため、急速に広まりました。

泌尿器科医の東原英二医師（現杏林大学医学部教授）は、外科ではじめて胆囊摘除が可能になってすぐにこの技術を泌尿器科へ応用することを考えました。しかし、胆囊に比べて腎臓や副腎は、関与する血管も太く、また周囲にさまざまな臓器があり、はるかに難しい手術です。

まず最初の段階として実験用ブタで手術を行いました。ブタはヒトと臓器の位置関係が近いために、新しい外科技術はまずブタで確かめられることが多いのです。ただし、からだの大きなブタに麻酔をかけることはかなり難しいのも事実。動物実験とはいえ、人間の手術室とほぼ同じ環境で、麻酔医もいて、手術を行います。

しかし、その後の腹腔鏡手術開発と、実際に安全に手術を行うための道のりはかならずしも平坦ではありませんでした。

このような状況は、エベレストのような高山登山が、適切なルートの開発と軽量で優れた装備の登場でより安全にできるようになったことと、よく似ています。同行するのは、患者さんと医師と高度な医療技術です。時間が短ければ患者さんには負担が少ないのですが、そのためには技術もさることながら、それをいかす優れた機器類が必要で、それらがあいまって登頂成功となるのです。ルートの選び方も、大切な点です。

●カギを握る、技術と進化した装備

メリットとデメリットを考慮したのち、どのルートで行くかを決めた後は、熟練した技術と進化した機器類を駆使して、登頂に挑みます。

後腹膜腔の手術では静脈性の細かい出血が多く、電気メスの処理では不十分で止血クリップを多用する必要があり、手術に時間がかかるのが難点でした。当時は小さい腫瘍での副腎摘除術でも六、七時間かかることはざらでした。

止血をコントロールし、手術を安全にかつ手術時間を短縮することを目的とした腹腔鏡手術のための手術法の開発もすすみ、現在は、これらの機器を積極的に取り入れて、より安全で確かな手術が行われるようになっています。また腹腔鏡手術の開発普及に貢献する医師が集まる日本の学会では、この手術を安全に行うための認定制度を、世界に先駆けて設けました。

私の勤務している帝京大学病院では、オリンパス社製の、手術中に曇りがなく画期的な視野が得られる内視鏡システムを導入し、安全性を高めた手術を行っています。二〇〇三年度より鏡視下手術を導入し、がんの大きさなどにより術式の選択は違ってきますが、現在、副腎手術はほぼ一〇〇%、腎がん患者さんの約七割は鏡視下手術を行っています。

また前立腺がんや膀胱がんにも鏡視下手術を行っています。腹腔鏡手術は、すでにアクロバット的な手術ではなく、これまでの泌尿器手術をより負担が少なく、より安全に、かつより正確に行うことができるようになったのです。

2　睾丸の疾患

●青年期から大切に守られてきたもの

俗に睾丸と呼ばれますが、医学的には「精巣」といいます。「卵巣」と対応して「精子が育まれるところ」という、文学的な呼称です。英語ではtestisと呼ばれますが、そもそもはラテン語で「証人」を表すtesticulusに由来します。これは訴訟において一人の証人は信用できないために、法廷では二人以上の証人が必要であったことから、ペアのものを呼ぶ際にこの言葉が使われたようです。スペイン語ではコホーネス（kohones）といい、それこそ肝っ玉とか勇気といった意味にも使われます。

この睾丸はいうまでもなく、男性ホルモンであるテストステロンを作るところ。冒険や競争、勇気、縄張りといった男性らしさを一手に引き受けています。

そのためでしょうか、『老人と海』のアーネスト・ヘミングウェイやパブロ・ピカソは、毎日、牛の睾丸をにんにくと油で炒めて食していたとか。もっとも熱で変性したたんぱく質にはホルモン作用は全くないのですが、人間気合が大事なんですね。どちらかといえば牛よりも馬の睾丸のほうが価値が高い気がしますが、雄牛は肉を柔らかくするために去勢されますが、去勢馬というのはそもそも意味がないので睾丸が市場には出てこないのかもしれません。

睾丸は、思春期から大きくなり、二十代で最大になります。触ってみるとぷりぷりと心地よい弾力がありますが、青春時代を過ぎていくと加齢とともにだんだんやわらかく、そして小さくなっていきます。殻つきの牡蠣のフレッシュさと加熱食用の牡蠣の違いといえばわかりやすいでしょうか？

金冷法は古くから知られている健康法です。睾丸は温かいよりも寒いほうがよく、陰嚢から熱を効率よく放熱するため、からだの外にぶらぶらとあるといわれています。一年を通して、暑い夏には精子は少なくなりますし、また熱帯の国々では、睾丸の弱るのが早いのか、テストステロンを上昇させる作用のあるさまざまな植物素材が熱心に服用されています。「トンカット・アリ」や「ソフォン」などは日本ではまだ一般化していませんが、シンガポールやクアラルンプールでは日本のウコンとかゴマくらい非常にポピュラーな健康食品となっています。

さて、この睾丸、からだの外にあることもあり、青年が気をつけなければいけないのは、

「怪我」から睾丸を護ること。男性はだれでも一回は睾丸をぶつけたときの、あの耐え難い痛みを覚えているでしょう。睾丸を支配している神経により睾丸を包んでいる白い膜が引っ張られると下腹まで痛みが及ぶのです。

西欧では睾丸を蹴って失神させるという恐ろしい拷問法もあるそうです。まして犬に噛みつかれたら……考えるだに恐ろしいですが、江戸城明け渡しで西郷隆盛と対峙した勝海舟が幼い頃、陰嚢を犬に噛まれて人事不省に陥った体験談が『氷川清話』に書かれています。傍らにつききりで看病し、水垢離をして無事を願ったのがお父さんの勝小吉さんでしたが、お父さんもその昔、睾丸を山道で転んでぶつけ、あやうく命を落とすところだったとか。

よくよく睾丸に運がない親子ともいえます。父に比べて海舟はおそらく睾丸は無事で、噛まれたのは陰嚢だけではなかったかと思います。というのも睾丸を怪我すると不妊になることが多いですが、海舟は子沢山でしたし、そもそも抗生物質のない当時、噛まれて睾丸に怪我をするとおそらくあの時代の医学では治らなかっただろうと思われます。

●精巣捻転の緊急手術

睾丸は精子を運ぶ精管と血管、そして筋肉の紐のような挙睾筋からなる精索により、鼠径部につながっています。この紐がなにかの拍子にねじれると、睾丸へ行く血管に血液が通わなくなり、睾丸に酸素が行かない虚血状態になります。いわゆる精巣捻転あるいは精索捻転といわれて、原因はわかりませんが思春期に起こりやすく、また寝ている明け方に多いのが特徴です。

通常は睾丸を蹴られたような痛みと吐き気で救急車をお願いすることが多いと思いますが、高齢の方ですと痛みが弱いこともあります。血液の流れを数時間以内に回復させないと睾丸は壊死してしまうため、通常われわれ泌尿器科医にとっての最優先の救急手術となります。超音波検査で精巣へ行く血液の流れが認められないときには、直ちに手術です。陰嚢の皮膚を切開し、精巣を包む膜を開いて、精索のねじれを直せば、痛みは取れてしまいます。

●精巣上体炎

睾丸にはベレー帽のような副睾丸（医学的には「精巣上体」と呼びます）が、くっついています。精巣捻転とよく似ていますが異なる病気に、精巣上体が細菌に感染して腫れる、精巣上体炎があります。こちらは精巣捻転のような激烈な痛みではないですが、判断に迷うことも少なくありません。どちらとも区別がつかないときには、精巣を失う重大性を考えて、手術に踏み切ります。

●精巣腫瘍

睾丸にも悪性の腫瘍が発生します。実は精巣腫瘍は二十代から三十代の方に生じる悪性腫瘍で最も頻度が高いものです。通常精巣が硬く、大きくなることで気づきますが、恥ずかしいこともあり、なかなか受診しないうちに大きくなることがよくあります。

精巣腫瘍はまず精巣と精索を摘除して、腫瘍の種類を見極めます。精巣腫瘍は大きく分けて二種類あり、精子を形成する精細管に似た組織の形を持つセミノーマ（精上皮腫）とそれ以外のものです。精巣腫瘍はからだの大血管に沿ったリンパ節や、骨、肺、肝臓、脳などに転移しやすいのですが、抗がん剤が効くことが多く、転移していても治癒可能な唯一の悪性腫瘍です。またセミノーマのほうが、抗がん剤や放射線治療の効果が高いことが知られています。

肺などに転移がある精巣腫瘍から生還した方に、ランス・アームストロングさんというスポーツ選手がいます。自転車選手として有名で、治療後にツール・ド・フランスで前人未到の七連覇をしています。彼の著書『ただマイヨ・ジョーヌのためでなく』には精巣腫瘍との闘いが感動的につづられています。

精巣腫瘍は、精巣、精巣上体に加えて精管を長く切除する高位精巣摘除術を行うのが原則です。さらにセミノーマでない精巣腫瘍では、リンパ節に転移がある場合に、手術でリンパ節を大血管に沿って切除していく、リンパ節郭清と呼ばれる手術を行うことがあります。この手術は六、七時間かかる大手術です。

3　尿路結石

●昔から男を悩ませてきた痛み

明け方に突然来るものすごい痛み。まさに七転八倒する痛みが特徴的なのは、尿路結石です。尿路結石はこれまでは若い男性とおばあさんの病気でした。これは「女性ホルモン」と呼ばれるエストロゲンが結石を作りにくくする一方で、「男性ホルモン」と呼ばれるテストステロンは尿中のクエン酸というカルシウムと結合する物質を減らし、結石をできやすくするためです。ですので、若い男性と、閉経後の女性に多かったのですが、この二十年で患者は三倍近くに増え、若い女性や高齢男性でも珍しくありません。

尿路結石は、国民の一割は生涯に一回は経験するという意味で、まさに国民病といってよいでしょう。骨が弱くなる骨粗しょう症でも、尿中のカルシウムが増えて結石を作ったり、痛風や糖尿病でも結石はできやすくなったりするので要注意です。

また最近の研究から、ご飯を急いでかきこんだり、大食いだったりすると、結石ができやすいことがわかっています。大量の炭水化物を摂ると血液中の糖分、血糖値が上がり、代謝するインスリンというホルモンが増えます。このインスリンが増えると尿中にやはりカルシウムが増えるのです。ですから結石の経験者やご家族に結石になった方がおられる方は、ご飯はゆっくり、また肉類だけでなく、果物も十分摂ってください、ということになります。

またもちろん、日頃から水分を多めに摂ることも結石の予防には欠かせません。なかには結石ができやすい体質の人もいます。尿が酸性に傾いていたり、副甲状腺に腫瘍がある場合です。一度結石ができた方の五割は再発しますので、医師は、どこに原因があるか詳しく調べます。

さて、結石の痛みはほとんどが明け方です。これはなぜでしょうか？

おそらく夜中に尿が濃くなることと関係があるといわれています。通常、夜中には尿が濃くなり、尿の出る量も少なくなります。朝一番の尿は色も濃いのが普通です。おせんべいを食べたときに醤油で口の中が荒れるのと同じで、濃い尿は尿管や膀胱にとっても刺激が強く粘膜がむくみやすくなります。その尿管に、どんぶらこ、どんぶらこと結石が流れてきて、ふと途中でつっかかったとしましょう。尿が薄いうちは結石の周りを流れていきますが、尿が濃くなると尿管の粘膜がむくみ、石とのあいだに隙間がなくなります。そうすると、腎臓は尿を作り続けていますので、ダムのように尿が堰きとめられ、腎臓に圧力がかかります。これが激烈な痛みを起こすのです。ですから、尿が濃くならなければ、結石も尿管をうまく滑り落ちることも可能といえます。

さて、この尿管結石は記録に残っている人類最古の病気といってもよく、ヒポクラテスも、腎臓に砂がたまり結石となることに、気づいていました。面白いのは紀元前五世紀の『ヒポクラテスの誓い』という書物に、「尿路結石を取り出す手術は極めて危険ゆえ、専門医以外は決して行わないこと」と記されていることです。おそらく結石の痛みに転げまわる人を放っておけず無謀な手術を行った医師が後を絶たなかったのでしょう。

こうしてみると泌尿器科医は世界最古の専門医ともいえるかもしれません。実際、紀元三世紀頃には、当時の世界の文化の中心のひとつ、アレキサンドリアにアモリウスという結石治療の名人がいて、まさに門前市をなす状態であったことが知られています。

もっとも治療は膀胱の結石を取り除くのが主体で、肛門より指を入れながら、会陰を切開して、結石を取り出すというものでした。驚くべきことにこの方法は一八世紀近くまでオスマン帝国で一子相伝、父から子へ引き継がれる結石専門医により、行われていました。興味深いことに、その当時すでに、医師は患者に手術について説明を行い、同意を得る、インフォームドコンセントがなされていたのでした。

●体外衝撃波結石破砕術の開発

さて、近代外科では、麻酔の進歩により、腎結石や尿管結石、膀胱結石も直接到達して石を取り出すことができるようになりました。私が医師になった頃も、週に何回も結石の手術がありましたが、結石は再発することが多いために、手術をして尿管を切開して縫いあわせた跡がわからない手術が、名人とされていました。もっとも大きな手術となると腎盂を大きく切開するために、入院期間も長く出血も多い、リスクの多い手術でした。

画期的なブレイクスルーは、おなかを切らずにからだの外から衝撃波発生装置で結石を壊す治療法です。からだへの負担や合併症の頻度も低く、結石療法としては現在第一選択肢となっています。

衝撃波はドイツで開発され、当初は軍事目的、兵器に搭載して潜水艦を攻撃するためのものでした。この衝撃波は密度が違う組織の境界、つまり水成分の多い人体と、硬い結石の密度の差で作用し、結石が割れる原理に基づいています。

日本では私が泌尿器科医になるちょうど一年前の一九八四年から、この体外衝撃波治療が東大病院で開始されました。一九八八年からは健康保険の適用にもなっています。この普及により、おなかを開けて結石の手術をすることは全くなくなってしまいました。そして数多くいた、結石手術の名人も引退を余儀なくされたのです。

私の勤務する帝京大学病院でも最新の砕石装置を導入し、積極的に治療を行っています。手術は日帰り、もしくは一泊の入院で実施しています。基本的には麻酔がなくても可能ですが、希望があれば麻酔（静脈麻酔・硬膜外麻酔等）を併用して無痛での手術を行っています。治療成績（二〇〇一年〜二〇〇五年度）ですが、総件数は五〇二件（男性三三四人、女性一六八人）で、治療三か月後における有効率（自然排石が見込める四ミリ以下まで砕石）は九五・八％と、世界水準から見てもかなりよい成績となっています。

●レーザー砕石（尿路結石の効果的な治療法）

二センチを越える大きな結石や癒着の強い結石に関しては、体外衝撃波治療だけでは治療が長期にわたったり、不十分に石が残って再発の原因になったりします。先日、私の病院に来られた患者さんも、一、二回体外衝撃波治療が行われただけで、結石が腎臓に残っていた段階で治療が終わってしまったために、知らぬ間に結石が再び大きくなっていたケースがありました。

こういった大きな結石に対しては、直接、結石を見て、破砕する必要があります。では、やはりおなかを切るしかないのでしょうか？　いいえ、もはやおなかを切らなくても治療できるのです。次のような治療法が開発されているからです。

さて、胃の中を撮影したい、当時の国民病であった胃潰瘍と胃がんを克服するための内視鏡開発の歴史は、NHKの人気番組「プロジェクトX」にも紹介されて感動を呼びました。私が学生の頃でもバリウムレントゲンに比べて、内視鏡は画像が悪く、診断能力に欠けると考えられていましたが、技術改良により今ではだれでも明瞭な画像で胃や食道を観察できます。

実は胃カメラ開発とほぼ同じ頃、尿管の内腔（内部の空間）を観察したいと考えていた泌尿器科医がいました。胃カメラ開発チームと同じ東京大学分院にいた、阿曽佳郎医師です。胃や食道に比べると格段にせまい尿管は、内腔わずか数ミリ。世界に先駆けてこの尿管内視鏡（尿管鏡）を発表したのは一九七〇年代です。

阿曽医師が発表した国際泌尿器科学会の会場では世界中の医師団がスタンディング・オベーションで阿曽医師のプレゼンテーションを絶賛したといわれています。当初は内視鏡の径が太く、内視鏡挿入前に尿管を拡げる必要がありました。私がはじめて尿管鏡を操作した頃は、ファイバースコープが太くて、こんなものが尿管に入るのかと疑問に思ったこともあります。

それが、直に、より細い内視鏡が開発され、尿管を拡げなくても挿入することができるようになったのですから画期的なことでした。

そのおかげで私も当時原因がわからなかった突発性の腎臓からの血尿についても腎盂を直接観察することにより、腎盂の静脈洞からの出血を確認し報告しています。

当初、患部の観察にのみ使われていた尿管鏡でしたが、ホルミウムレーザーを医療に利用することができるようになり、尿管鏡にレーザープローブ（レーザーを照射する機器）を挿入してレーザーによって結石を砕石できるようになりました。私が泌尿器科医になった頃はすべて開腹手術をしていた結石治療の、そのほとんどが体外衝撃波結石破砕術と内視鏡手術

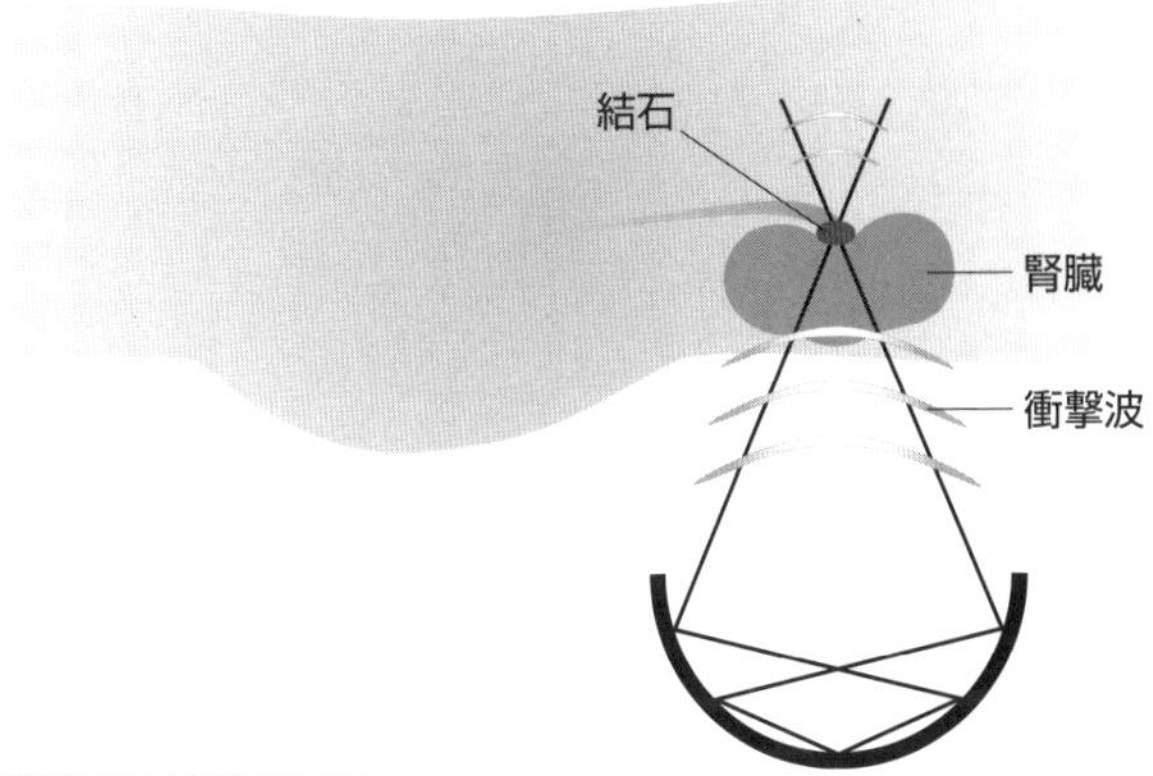

体外衝撃波結石破砕の原理
水中放電、セラミック圧電素子、電磁振動、微小爆発で発生させた水中衝撃波を体内の結石に集束させ、結石を砂状に砕石します。砕石片は尿とともに自然に排出されます

で解決できるようになったのです。

現在は、尿管鏡は結石の部位に分けて、数種類の尿管鏡を使い分け、レーザー治療を行っています。特に体外衝撃波結石破砕の弱点である、結石が尿管を閉塞して時間が経っている嵌頓《かんとん》結石に威力を発揮します。

嵌頓結石は、結石の表面が尿管の上皮で覆われてしまっている状態です。この状態では破砕しても体外に排出できません。このような治療ではレーザーによる経尿道的尿管結石砕石術が必要となります。

これらをうまく組みあわせることで、からだへの負担を少なく、早く結石治療を終わらせることができるのです。

また腎盂では痛みはあまりないものの、腎盂や腎杯を塞いでしまう、サンゴ状結石があります。実際、サンゴのように枝分かれしたサンゴ状結石は、体外衝撃波結石破砕術で治療を行うと、毎日少し割っても一か月以上かかるのですが、直接、背中から腎臓へ通る経路を作ってそこから内視鏡で石を見て治療することも行われています。わずか一日で治療が終了することも可能です。もっともこの治療法は高度な技術が必要であるため、関東でも私の病院を含め、わずかな施設でしか行ってはいません。

4　膀胱がん

●エジソンの豆電球

膀胱は尿をためる袋ですが、胃袋とまではいわないものの、最大五百ミリリットルくらいまで尿をためて、それを全部出せるだけの筋肉の力がありますので、結構肉厚です。もちろん年をとれば膀胱は薄くなり、筋肉の線維もばらばらになりがちです。

からだの中を覗く医療機器を内視鏡と呼びますが、膀胱の中を観察する膀胱鏡の開発はエジソンの豆電球の発明により可能になったことはあまり知られていません。もっとも光学的な問題から長い間、膀胱鏡は硬い金属のまっすぐな棒の形状をしていたため、尿道が短い女性はまだしも、尿道が長い男性では、局所麻酔を行っても、結構つらい検査でした。現在では、柔らかいファイバースコープで行いますので、胃カメラよりもずっと楽な検査です。

さて、膀胱の手術のうちで圧倒的に多いものに膀胱がんの手術があります。膀胱がんはタバコが危険因子で、また男性に多く発生します。アメリカでは四番目に多いがんというと意外に思われるでしょうか？　日本でも比較的頻度は増えてきています。

左図のように膀胱がんは四十歳以上から増えてきます。男性と女性の罹患率は約四倍男性のほうが多いです。ひとつにはやはり男性のほうが喫煙者が多いということもあるのですが、もうひとつ、男性ホルモンと呼ばれるテストステロンも、がんの発生に作用することが最近わかってきました。

●血尿は天の恩寵

膀胱がんの症状でもっとも多いものは尿が赤くなる血尿です。特に、眼で見える血尿を肉眼的血尿と呼びます。血尿はワイン色から薄い鉄錆色というべき赤茶けた色までさまざまです。尿路結石や、膀胱炎、前立腺肥大症でも血尿は起こります。またマラソンや登山などのハードなスポーツや、あるいは剣道やバレーボールなど強い衝撃をからだに受けるときにも起こります。もっとも尿路結石や膀胱炎では特徴的な痛みを伴いますし、また前立腺肥大症は尿が出にくかったりしますので、症状がなく肉眼的血尿が起こるときには膀胱がんの可能性が高いのです。

この血尿はある意味では天の恩寵で、病気の存在を教えてくれているのです。それを「翌日

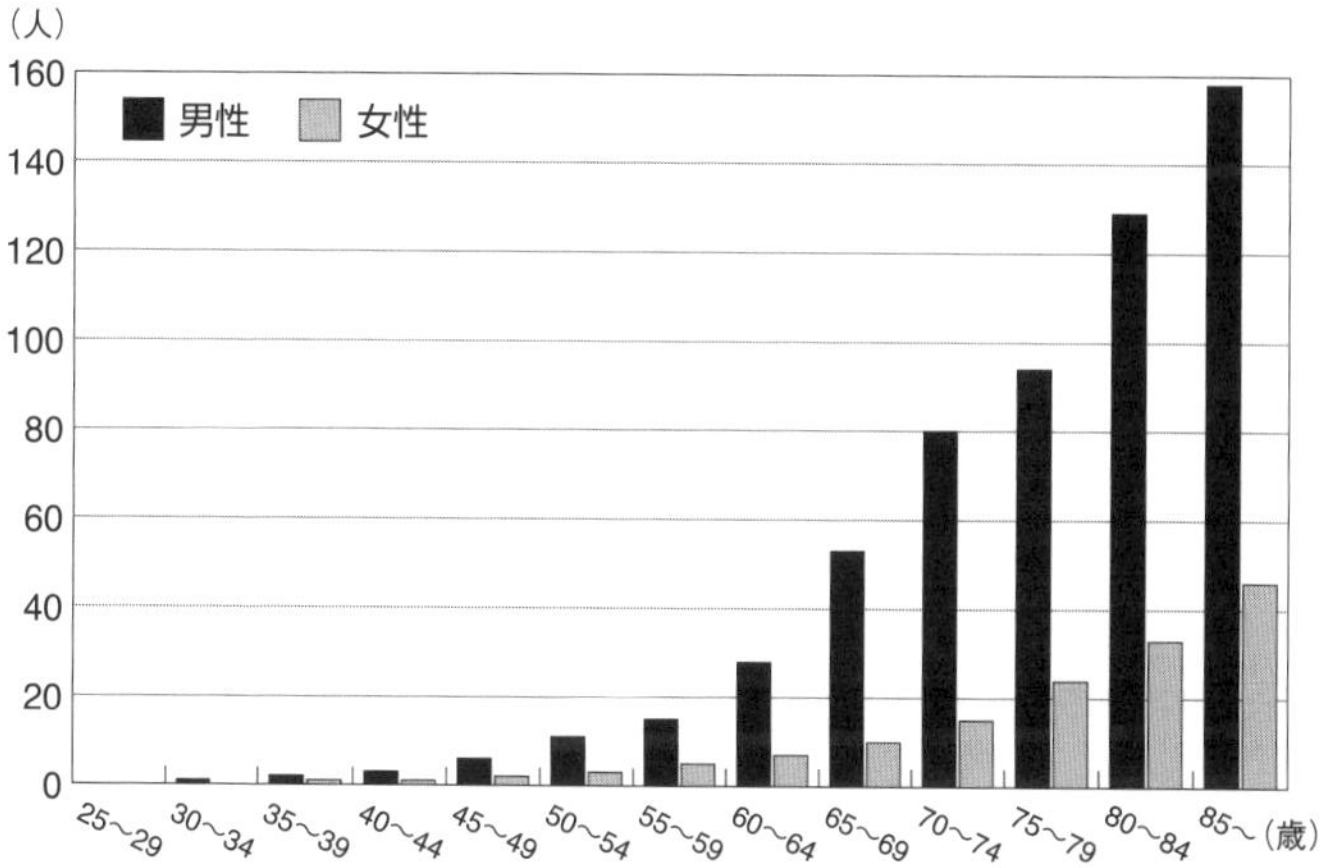

膀胱がんの年齢特異的罹患率（1998）
人口10万人当たりの発生率は約5 ～ 8人で、男性のほうが女性より約4倍なりやすい。50歳をこえると発生頻度は高くなり60 ～ 70歳代がピーク

には止まったので、その後は二年くらい放っておいた。また出たので受診した」というのでは、がんが進行していた、ということがまあり、われわれも大変悔しい思いをします。膀胱がんは早期に発見されるかどうかで治療や予後がまるっきり違ってしまうのです。いつ、いかなるときでも「尿が赤い」と感じたら直ちに泌尿器科医へおいでください。

また自分の眼では血尿とはわからなくても、健康診断で尿に「潜血」があるといわれた方もあるかもしれません。潜血はわずかの血液が含まれているということで、顕微鏡で調べると赤血球が見えることから、顕微鏡的血尿と呼びます。肉眼的血尿と異なり、顕微鏡的血尿がある方の多くは特に治療を要する病気はありません。特に女性は加齢とともに「尿潜血」が見つかる率が高くなります。とはいうものの、たとえば喫煙されている方では、膀胱がんが一割弱の方に見つかることが知られています。ほかにも、

○放射線治療を受けたことがある
○尿が出にくい、近いなどの症状がある
○昔、セデスなどの痛み止めをしょっちゅう服用していた（現在は安全です）。
○日頃からあまり水を飲まず、トイレにも行かないほうだ

などの条件に当てはまる方は、尿潜血がある場合は膀胱鏡で膀胱の中を観察することが必要です。

●内視鏡で切除

さて、膀胱がんでは八割以上の場合は、がんといっても、根っこはあまり深くない表在がん、いわばポリープです。表在がんであれば膀胱の中を内視鏡で覗きながら切除できます。この手術はTUR-Bt（経尿道的膀胱腫瘍切除術）と呼ばれています。この手術が開発されたの

は半世紀以上も前ですが、悪性腫瘍を内視鏡で切除することを可能にしたことは泌尿器科医の誇るべき功績でしょう。

たとえば早期胃がんも現在、この表在性の膀胱がんと同じような内視鏡切除を行っていますが、このような手術が一般化したのはほんの十年前です。それまでは「早期胃がん」であっても胃を取ってしまう手術が一般的でした。

当時は日本の早期胃がんの治癒率一〇〇％といっていましたが、ふと気がつけば、はたして胃をぽんぽん取っていってよいものだろうか？　という疑問が出てきました。

臓器を温存できる治療は大変ありがたいものですが、それまで確立していた治療を変えることには大きな勇気が伴います。せっかく早い時期で見つかった「早期がん」だからこそ、胃を摘出して根治すべきだという考えに対して、電気メスで部分的に切り取ることで治療を終えてしまうのはかなりの決断だったと思います。

さて、膀胱がんでは膀胱を取ってしまうと尿をどこから出すかが、大問題でした。このため、できるかぎり膀胱を温存するために、内視鏡手術が開発されてきたということは、まさに必要は発明の母ともいえます。

ただしこの内視鏡手術も、丸い膀胱の中でポリープを削り取る技術は実はなかなか難しく、うっかり力が入れば袋を破ってしまいかねません。手首と指先の繊細な感覚が必要とされます。

●膀胱全摘除術

がんが粘膜やその下の浅いところにとどまっていれば、この内視鏡手術で治療できますが、がんの根っこ、別の見方をすればがんの先進部がもっと深いところの膀胱の筋肉にまで及んでいるときには膀胱全体を摘除しなければならなくなります。膀胱全摘除術といわれている手術です。

膀胱は、実はいわばパソコンの配線のように神経や血管が密に入り込んでおり、また神経や血管の束によってからだにしっかりと固定されています。男性ではさらに前立腺が膀胱に続いてありますし、女性では膀胱の裏に膣が存在しています。膀胱を摘除することは、骨盤にある臓器の相互の支えあいを破壊します。一般的には男性では膀胱に加えて前立腺や精嚢を、女性では子宮と膣を一緒に摘除します。

この手術は、からだの深いところにある骨盤の奥を操作することから、大出血につながりやすい難しい手術でした。最近は内視鏡を併用したり、あるいは腹腔鏡手術で拡大して見ることで、手術の安全性が高まっています。また同時に大きな血管に沿って延びているリンパ節の郭清も行います。この手術をできるようになると泌尿器外科医として、「一人前」といえるでしょう。

●新膀胱造設術（回腸新膀胱造設術）

さて、尿をためる膀胱を取ってしまった後に問題となるのが尿の出口です。古典的な方法では、腎臓から尿を運ぶ尿管という、ちょうどチャンポンの麺くらいの太さの管をそのまま皮膚まで持ってきてしまい、出口に袋をつける方法がありました。これを尿管皮膚瘻と呼びます。この方法は簡単なのですが、尿管へ流れ込む血管が弱り、尿管がだんだん細くなってしまうため、結局添え木になるようなステントと呼ばれる管を入れなければならないことが多くなります。また皮膚から細菌が入り、腎臓まで侵入することで腎盂腎炎になることが多い、といった欠点があります。また一番の問題はからだの左右二か所それぞれに穴が開いて尿が出てくることで、日常生活上かなり不便です。

このような点を解決するためにアメリカで五十年以上前に開発されたのが回腸導管と呼ばれる画期的な方法です。これは長い小腸の後半の回腸と呼ばれる部分を十五センチ切り取り、そこに二本の尿管を縫いあわせて尿を腸の中に誘導します。腸は蠕動《ぜんどう》と呼ばれる運動により尿を下流へ運び、腸の端を体表に持ってくることで、一か所に開口部を持ち、かつ尿がスムースに出る優れた方法です。体表の開口部をストマと呼びますが、そこにからだとの密着性の高いビニールの集尿袋をつけることで、日常生活に問題なく対応できるようになります。

さらにすすんだ方法として、がんが前立腺を超えて存在しないときには、尿道を残して、回腸で膀胱の形を作り、出口を尿道と縫いあわせることで、普通に排尿できるようになる、回腸代用膀胱が開発されました。袋の作成の仕方には、いろいろな形がありますが、回腸代用膀胱では、からだの見かけは普通の方と全く変わらず、また袋をつける必要がないので、生活の自由度は飛躍的に高まります。

ただしこの方法も泣き所があります。それは、起きているときには全く問題がないのですが、夜中に一、二度トイレに行き、尿を出さないとたまった尿が漏れやすいということです。

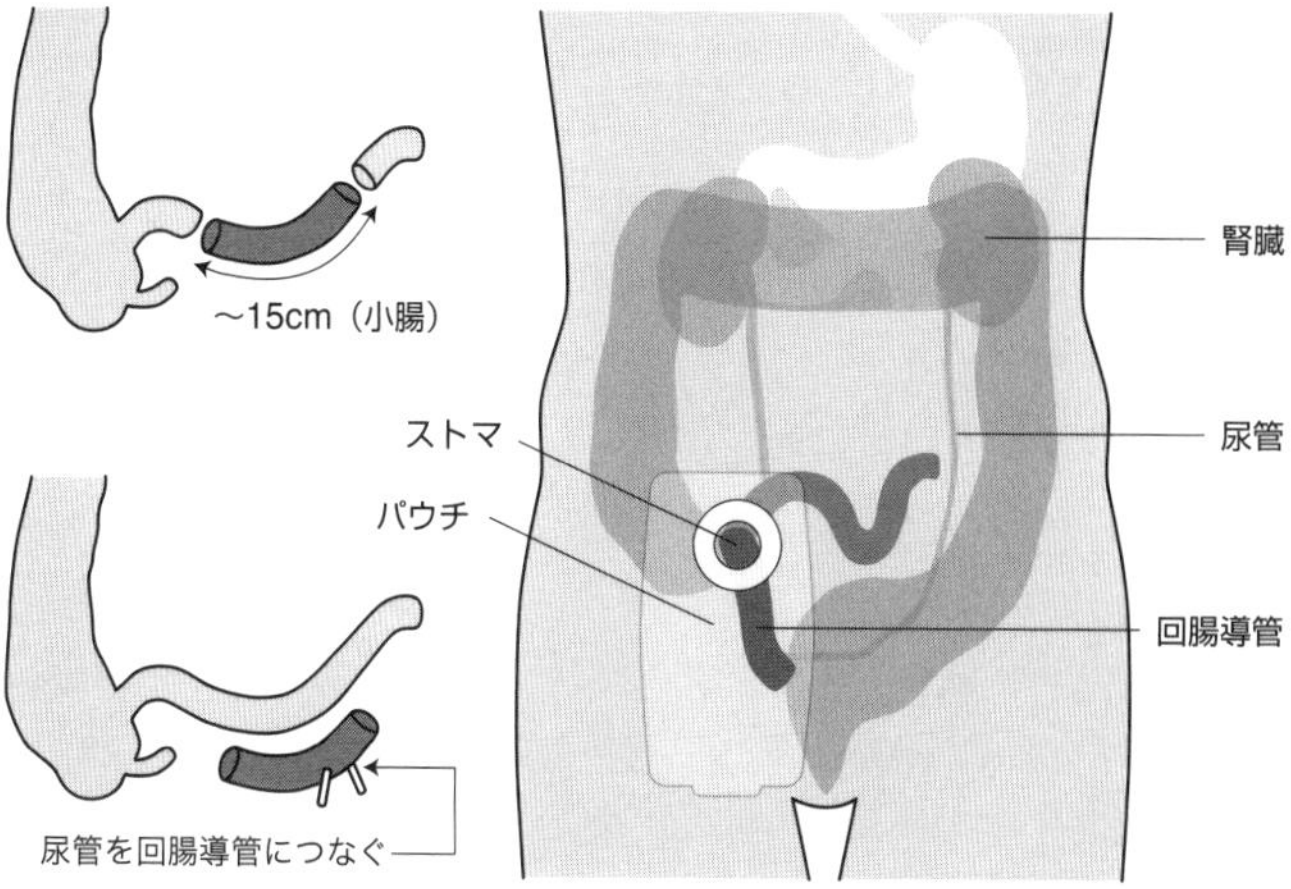

回腸導管

そのほかの膀胱の手術

膀胱がんで条件が整った場合には部分切除といって腫瘍の周囲の膀胱壁を切開して、腫瘍を切り出すこともあります。

がん以外に多い手術には、逆流防止術があります。尿を作る腎臓と膀胱は尿管でつながっていますから、尿がたまって勢いよく尿を出すと、尿道から便器に尿がほとばしるだけでなく、膀胱から腎臓めがけて尿管を逆流していかないか、心配になりませんか。しかし心配はご無用。実は尿管は膀胱の筋肉の中を斜めに走ってきますので、膀胱の筋肉が収縮して排尿するときには、尿管は圧迫されて尿は腎臓には向かいません。しかし生まれつきこの角度が浅い人がいて、その場合は尿が腎臓に逆流し圧をかけま

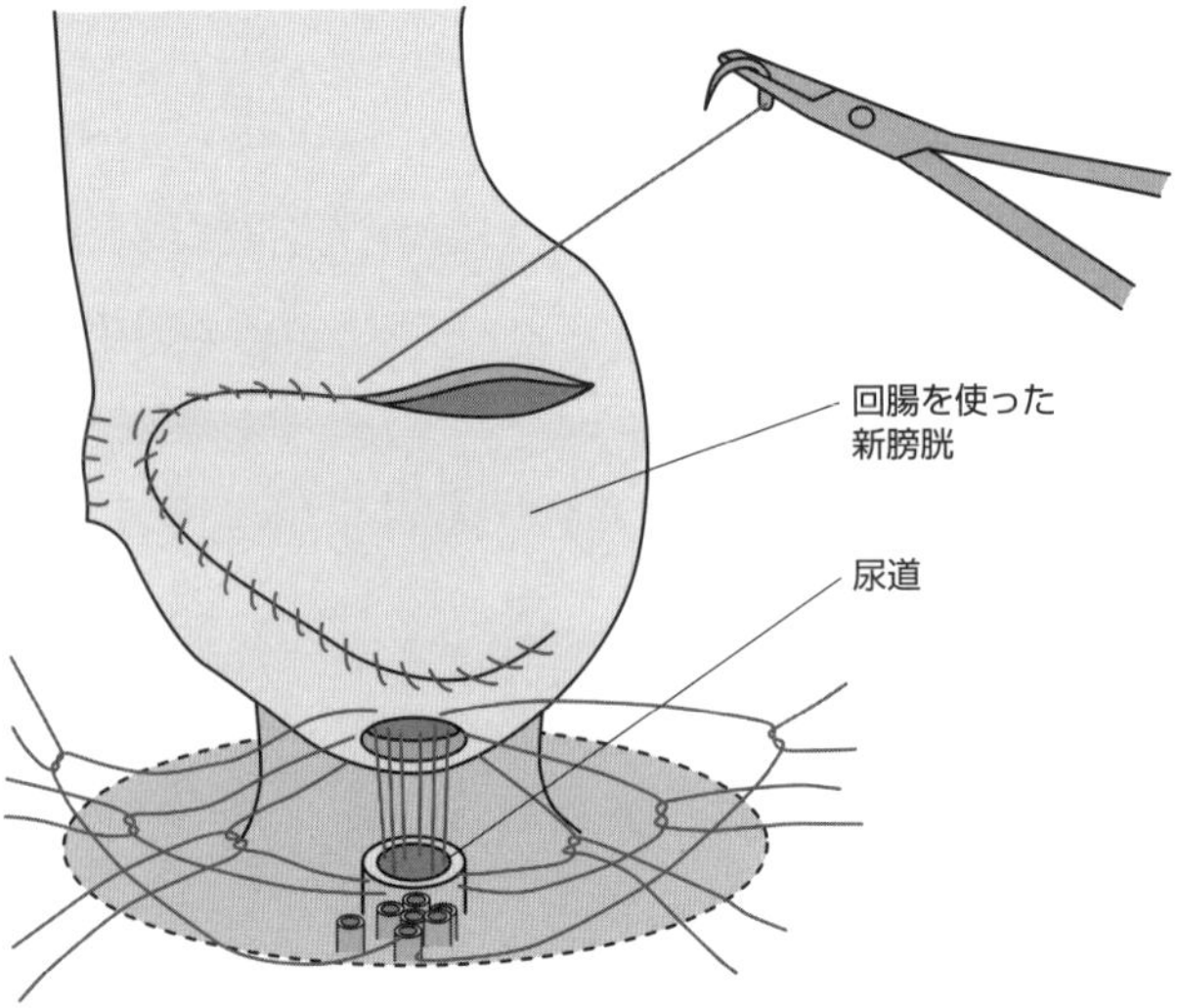

（帝京大学医学部附属病院泌尿器科ホームページより）

回腸新膀胱造設

す。このような状態が長い間続くと、まさに雨だれの下にある石のように、逆流した尿が衝突する腎臓の頭側が破壊され、薄くなってしまい、腎臓の力が落ちたり、腎盂腎炎を生じて熱が出ることがあります。そのようなときに尿管の走行を正しいものに修正する手術が逆流防止術です。

かつては小児を中心に多い手術でしたが、抗生物質の投与だけでも効果があることがわかり、現在は、以前よりは手術は減っています。

5　前立腺がん

●男性のがんの中で増加率トップ

前立腺がんは高齢の男性に多いがんで、約九割は六十歳以上だといわれています。このがんの死亡率も六十歳を過ぎる頃から急に増え始めます。

アメリカでは男性のがんの中で最も多く、男性の六分の一が前立腺がんに罹患するといわれており、日本でもこのがん患者が急増しています。食生活や社会生活の変化によるものもあるかもしれません。

前立腺がんの国別の罹患率を調べますと、北欧やスイスなど、あまり日照のよくない国の罹患率が高く、逆に日照のよい国の罹患率が低い傾向にあることがわかりました。

また乳製品を多く摂取する国、脂肪の摂取量の多い国は罹患率が高いことがわかりました。乳製品自体は健康によい面もありますが、高脂肪食や動物性蛋白質は前立腺がんの促進因子だと考えられます。

ヨーロッパでもイタリア、スペインなど地中海に面した国は罹患率が低いのです。これらはトマトの摂取量と関係あることがわかりました。トマトには前立腺がんを予防する効果があるといわれています。四十歳以上は一日一本、トマトジュースを飲むことをお勧めします。

欧米に比べてアジアの罹患率が低いのは、大豆の成分であるイソフラボンに前立腺がんを抑える効果があるからと思われます。特に、納豆、味噌など発酵大豆食品の効果が高いことはよく知られています。抑制効果のある食品については、ほかに緑茶に含まれるカテキン、カレーやウコンに含まれるクルクミンなどもあげられます。古くからの「和食」は前立腺がんの予防因子なのです。

一般的に悪性腫瘍の治療法には、手術療法、放射線療法、薬物療法、超音波療法の四つがあり、どの治療法を選択するかは前立腺がんの進行度によります。

医師は医学的見地からもっとも適切だと判断できる治療法を、ほかにも考えられる治療法とともに説明、提案します。治療法について、なぜそれを適切だと判断するのか、遠慮なく医師にたずねてください。そういう過程を経ながら、現実に即した治療法を決めていきます。治療法として手術を選択するかどうか、どの手術法を選択するのか、術後の生活の質（QOL：Quality of Life）に関してはどうか、メリットとデメリットを比較し、医師と患者さんが

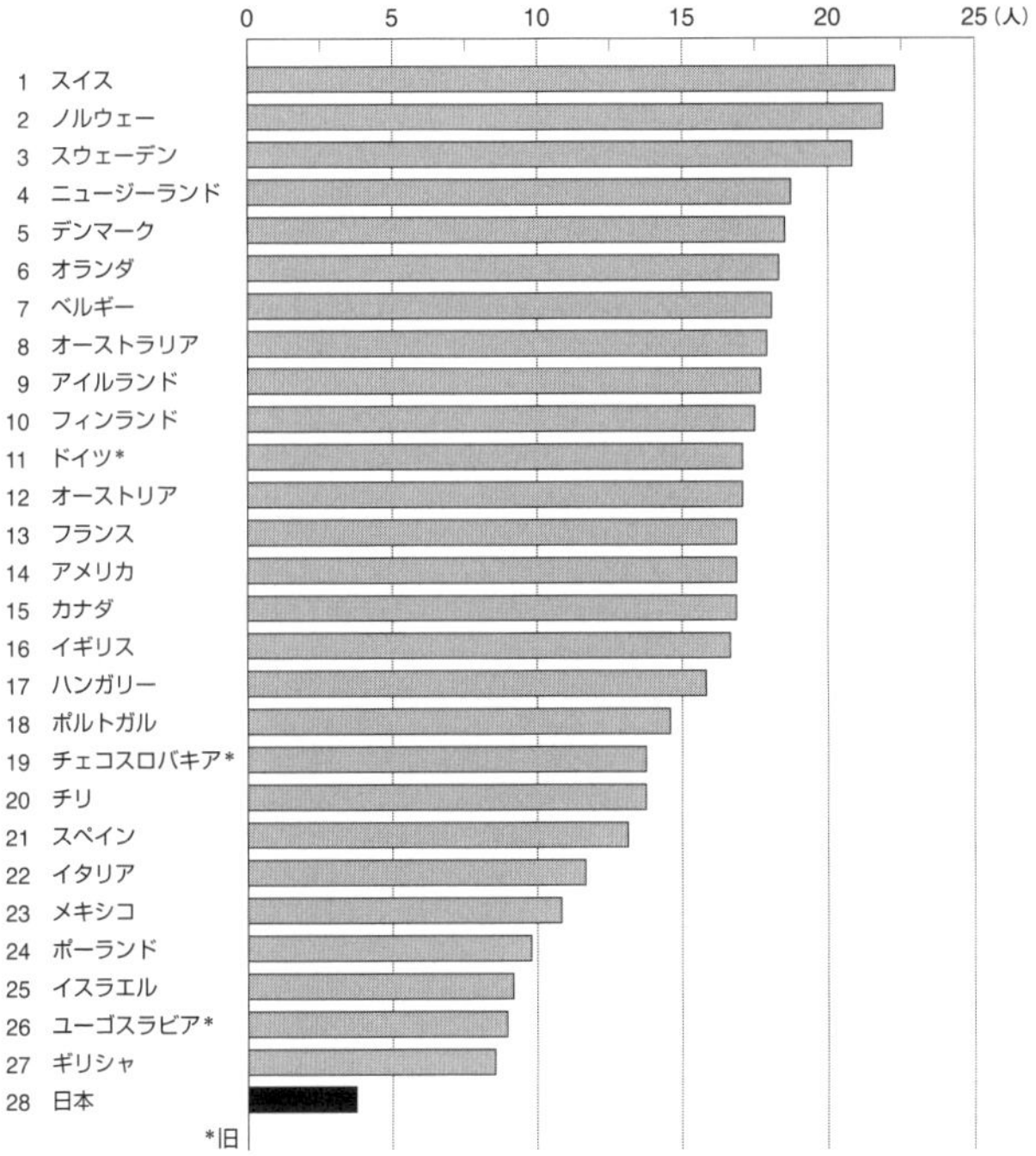

前立腺がん国別罹患率（人口10万人当たりの年齢調整死亡率）

話しあって納得いく方法を選びます。

手術療法は、がんが前立腺内にとどまっている段階までなら、体力的な問題や手術によって悪影響の生じる合併症がないかぎり、第一選択となります。特に高齢者以外の場合は、根治のためにも手術がベストだといえます。

手術療法としては、経腹的な恥骨後式前立腺全摘除術に加え、低侵襲性の経会陰式前立腺全摘除術を症状にあわせて選択します。

●経腹的アプローチ

一般的な前立腺がんの手術方法で、臍下から約十センチ程度の皮膚切開を加え、腹側より前立腺にアプローチします。尿道を切断し、前立腺を尿道、膀胱の一部、精嚢とともに一塊に摘出します。リンパ節を同時に摘除できる利点があります。

からだの負担が比較的少ない腹腔鏡下前立腺全摘除術も行われます。腹部を数センチ切開し、腹腔鏡を挿入して、観察しながら手術をすすめます。小さな穴を、三、四か所あけ、そこから手術器具を差し込んで前立腺を切除するので、出血も少なく回復も早い長所があります。同時に開腹手術と違い、手術時間が長くなる傾向があり、熟練した技術を要します。

創部が小さくてすむ、腹腔鏡カメラを使用して行う小切開前立腺全摘出手術という方法も開発されています。これらの手術は、恥骨後式手術と呼ばれています。

いずれの場合にも、前立腺がんの広がりが小さい場合には勃起神経温存治療を積極的に行っていきます。

経会陰的アプローチ

肛門周囲を逆U字型に切開し、会陰側より前立腺にアプローチします。直腸との間で剝離をすすめ、前立腺を尿道、膀胱の一部、精嚢とともに一塊に摘出します。骨盤底部の筋膜を切開しないため、手術後の排尿障害や尿失禁が極めて少ない手術です。手術の傷が小さいため、痛みも負担も少なく、尿道と膀胱の再吻合が視野のよい術野で可能です。比較的小さながんがこの手術の適応となります。

日本でも数施設しか、この手術を行っていない難度の高い手術であるため、泌尿器科医の全国の手術手技勉強会やメディアにも注目されています。

術後のＱＯＬ

どんな小さな手術であっても、手術の後には合併症が現れることがあります。

前立腺がんの術後には、まず血尿が見られます。出血の程度は、たいていは軽く、まもなく治まります。

退院後に起こり得る合併症もいくつかあります。その中で特に問題となるのが、尿失禁と勃起障害（ＥＤ）です。

尿失禁は、手術時に留置しておいたカテーテルを抜き取ったときに、高い頻度で見られますが、たいていは時間の経過とともに、症状は軽くなります。

手術の際に、尿道括約筋など排尿をコントロールしている組織も切除することもあります。この場合は失禁まで時間を要するときがあります。帝京大学では手術の後に失禁があるときは、失禁パンツなどを併用して、薬物療法を行いますと、だいたい三か月以内に解消します。

また手術の際に、前立腺の外側の勃起に関する神経や血管の束をあわせて切除すると、勃起不全（ＥＤ）が現れることとなります。現在は、がんが小さく悪性度が低い場合は、左右二本ある神経の束を残して手術できるようになっていますが、がんの大きさや位置によっては、温存できないこともあります。

ＥＤの発生頻度は二本とも神経を温存できたとしても二五％から七〇％、一本温存できたとして四五％から八五％前後と、かなり幅のある報告があります。

神経を二本とも温存できたとしても、半数以上の人がＥＤになるおそれがある、と考えればいいでしょう。ただし、時間の経過で回復していくこともあり、さまざまなケースが考えられ、一概になんともいえません。その一方で、神経を温存することで、がんが再発する可能性も増えていきますので、難しいところです。

男性にとって、ＥＤはないがしろにはできないことですし、今後の人生に大きな意味を持つことです。ＥＤが起きてもかまわない覚悟でがんを広範囲に摘出するか、ＥＤを回避するためなるべく温存するか、患者さんの年齢や生活観などにもよります。

神経を温存してある場合には、バイアグラ、レビトラ、シアリスといった勃起改善薬を使用することで、改善できる可能性があります。また術後すぐ、こういった薬を併用することで、勃起を早く回復するリハビリテーションも行われています。

尿失禁やＥＤに関することは、さまざまな症状の中でもなかなか相談しにくいことだと思います。研究も、薬の開発もすすんでいますので、遠慮しないで治療法について泌尿器科医におたずねになることをお勧めします。

6 前立腺肥大症

●謎の多い前立腺

男性の骨盤の奥深いところ、膀胱を支える位置に前立腺があります。前立腺は、甲状腺や唾液腺と同じように、分泌液を尿道に出しますが、臓器としての役割は不思議なことにまだはっきりとはわかっていません。前立腺から出る分泌液、前立腺液は殺菌効果があることから、精巣を護る作用があるのではないかと考えられます。

扁桃腺が子どもの気道や肺に細菌が感染するのを防ぐ、原始的な免疫器官であると考えられているのと同じで、精子を運ぶ精管は前立腺の中を通るため、尿道から生じる感染症（多くは性行為感染症＝性病です）が睾丸に及ばないようにしている可能性があります。また前立腺液は精液をさらさらにすることで受精しやすくする効果も持っています。

ヒトではさらに前立腺は、尿道を取り囲んで、膀胱というお風呂の、いわば栓のような働きもあります。前立腺は分泌液を出す細胞とまた筋肉の細胞からできていますが、筋肉は、排尿のときの尿の「きれ」を保ち、「もれ」を防ぐことに役立っています。

さて、「前立腺」という言葉は英語のprostateを直訳したといわれています。stateは「立つ」という意味から、ガードする、すなわち衛兵という意味があります。proは前に出るという意味ですね。

ただし何の前にあるのかは、実ははっきりしていません。prostateという言葉は、そもそも男性の生殖器を示す言葉だったparastateがギリシャ語、ラテン語などさまざまな言語の中で誤ってprostateとして伝わったようです。この場合、paraはともにある、仲間という意味だそうです。

歴史を調べてみると「前立腺」が認識されたのは実は比較的最近で、一五三八年にベサリウスがはじめて正確に記述をしています。またprostatateは複数形であることから前立腺は左右に分かれているとも考えられていたことがわかります。ひとつの臓器でありながら現在でも肺のように、左葉、右葉と呼ばれるのもその名残かもしれません。

●手術の歴史は我慢の歴史

さて、この前立腺が加齢とともに大きくなり、その結果、尿が出にくくなることは一八世紀になるまではわかりませんでした。前立腺肥大症はいわば、柔らかい蒸しパンの中に栗の実が入っているようなものですが、一七六一年にモルガーニという医師が、尿が出なくなって死亡した患者を解剖し、前立腺が洋梨のように大きくなって、尿を通さなくなったことを記載しています。もっとも一六世紀の偉大な外科医であるパレは一五七五年に、尿道に金属製の管を通し、そこからワイヤーを出して尿道にせり出した前立腺を切り取る手術を発表しています。けれども、その手術は出血をはじめ合併症が多く、その後、二百年以上は同じような発表は見られていません。

一八一五年にフィリップ・シンという外科医が、尿道に管を通して布製の風船を膨らませて、狭い尿道を拡張する手術をしたとの報告がされています。この手術の方法自体は、洗練された形で現在も使われています。その後、一九世紀になって外科的な摘出手術が開発されてきますが、骨盤の奥にあり、また血管に富む前立腺の手術は危険を伴うものでした。

もともと膀胱の結石を会陰から手術する方法が開発されていたこともあり、会陰から肥大した部分を摘出する手術が最初に開発されましたが、麻酔も照明も悪い時代では、尿は出るようになってもだらだらと漏れてしまう（尿失禁）ことが多かったに違いありません。その

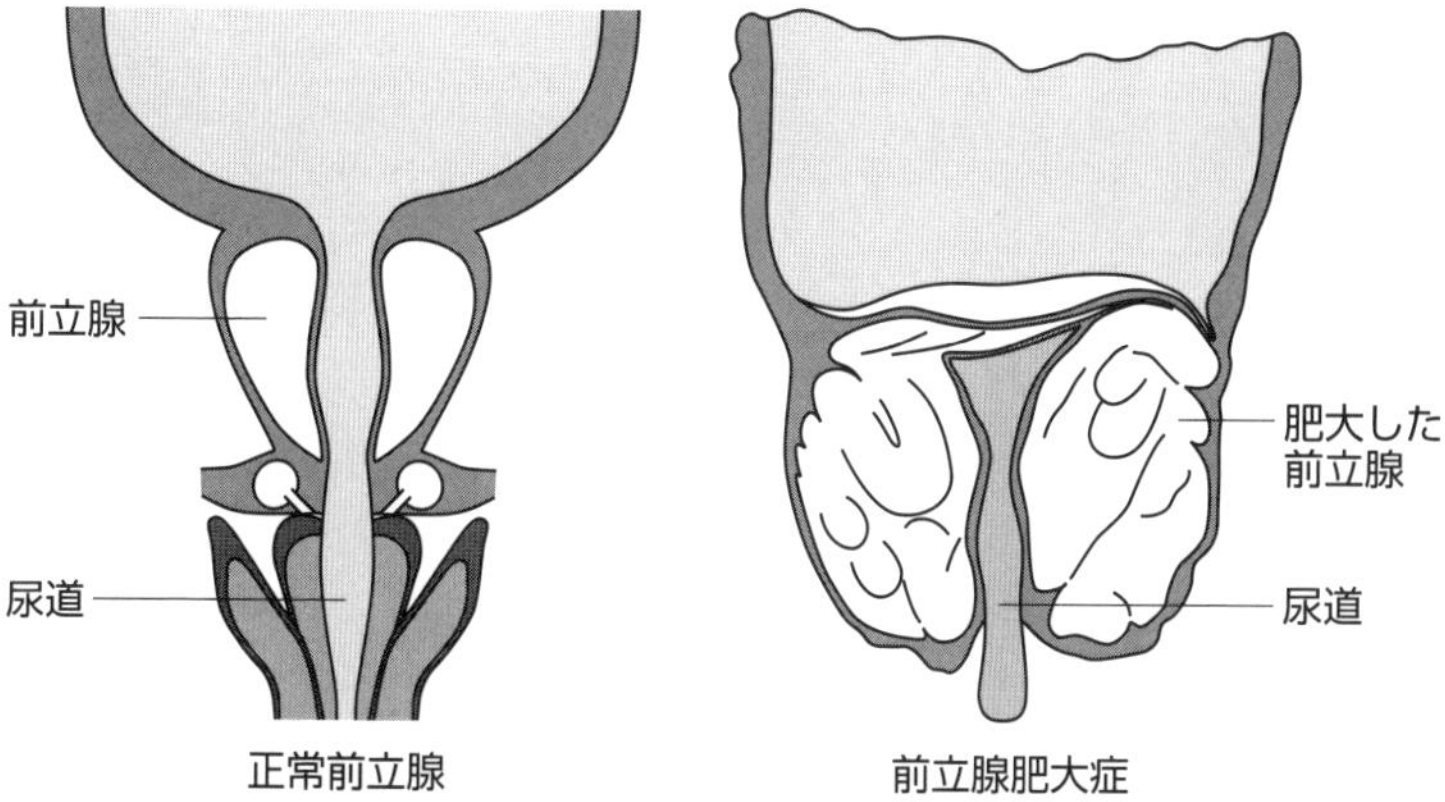

前立腺肥大により尿道が圧迫される

後、会陰からでなく下腹部を切開する手術法も開発されました。

しかし、いずれの方法も前立腺核出術と呼ばれる盲目的に肥大した結節を取り出すもので、私も若い頃、毎週のようにこの手術を行いましたが、出血が多く、手術の後、患者さんは青息吐息ということも少なくありませんでした。よい電気メスのない小さな病院では、手術室でお湯をぐらぐら沸騰させた中にガーゼを入れて一〇〇度にしたものを、結節を取った後に突っ込み「じゅー」という音が出るくらい熱凝固させて、出血を止めることも行われていました。

●からだにやさしい前立腺核出術

その後、内視鏡的に、電気メスをループ状にしたものを鉋のように働かせて肥大結節を切除するTURP（経尿道的前立腺切除術）が一般的になりました。比較的安全な手術ですが、電気メスを使うために尿道、膀胱内を、電解質を含まない水で灌流する必要があり、この水が血管内に入るとからだの中の塩分濃度が減って血圧低下などの副作用を起こすことがありました。またこの手術に熟達すると、肥大した部分を過不足なく削って、尿がスムーズに出るのですが、中からトンネル工事をすると、たとえば左右で結節の大きさが異なっている場合は、前立腺を包む膜まで削ってしまうこともありました。また切除がわずかであれば数年のうちにまた結節が大きくなってしまうこともしばしばあり、だれが手術するかでずいぶん結果が異なる手術といえるでしょう。

最近、内視鏡手術の概念として、全く異なった方法が登場しました。それが、HoLEP（ホルミウムレーザー前立腺核出術）です。内視鏡下に外科的被膜という血管がない部分で肥大結節をはがしていきます。従来、開腹手術が選択されるような一〇〇グラム以上の大きな前立腺症例に対しても、輸血の必要はなく、安全に施行できるもので、開放手術に替わる小侵

HoLEP 施行前後のMRI 画像での比較　当院での施行症例（MRI画像）

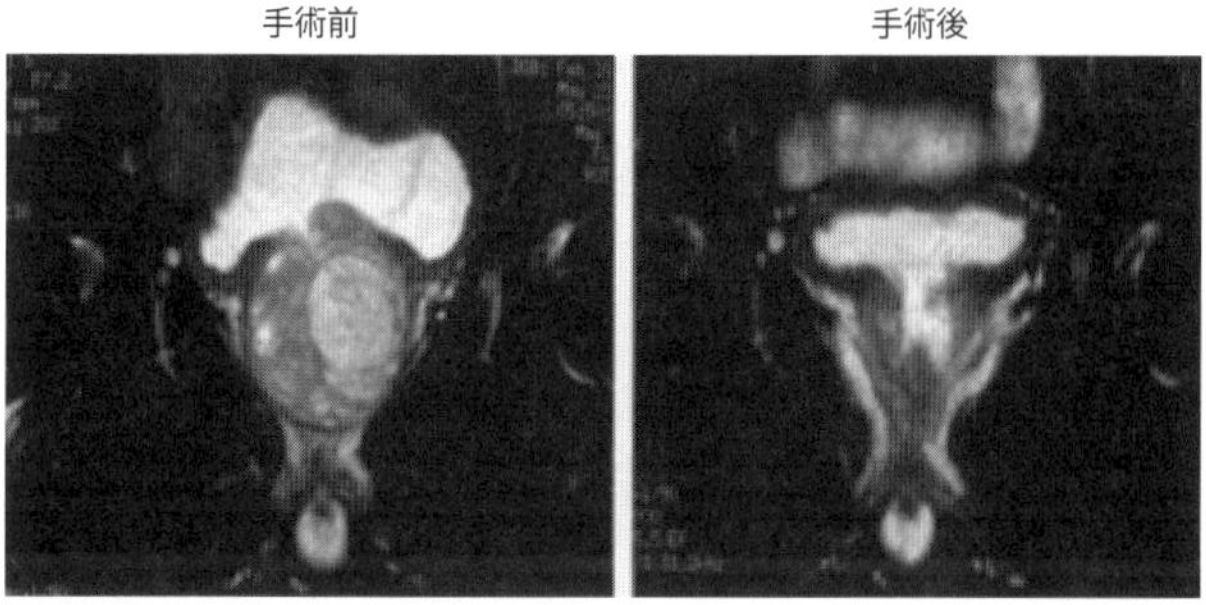

前立腺内腺重量78g の症例。術後肥大した内腺はすべて核出されています。

HoLEPで治療をされた方の治療前後の尿の勢いを調べてみましょう。

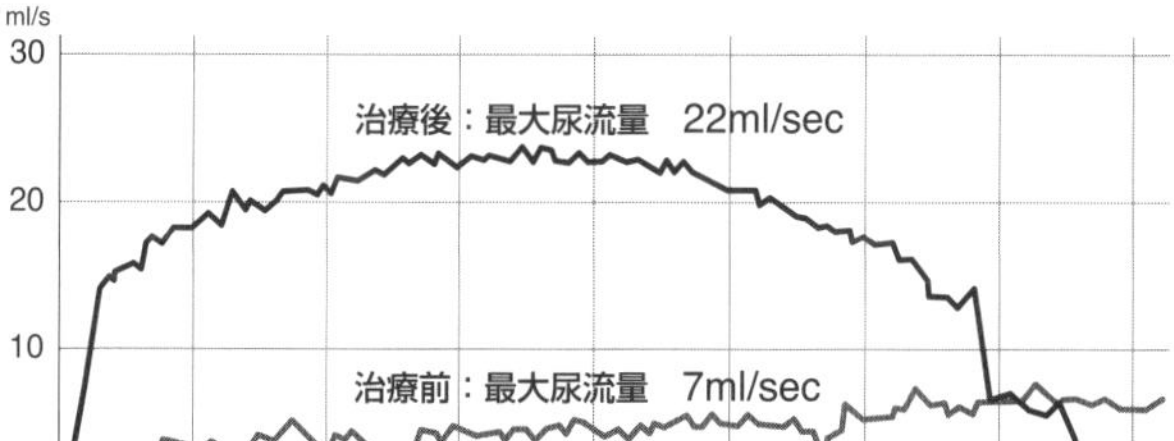

１秒あたりの尿量を計測する機械に排尿してもらうことで、排尿の効率を図示できます。これが尿流量検査、つまり「尿の出方の検査」と呼ばれるものです。

HoLEP手術により、著明に排尿がよくなって、おしっこが勢いよくジャーッと出ていることがわかります。

襲な手術として注目を集めています。さらに手術後の前立腺の形を見ると、正常の部分の前立腺が再生していることから、われわれは前立腺が若返る、アンチ・エイジング手術と位置づけています。

7　腎臓がんの治療

●喫煙、肥満、高血圧

　腎がんは男性だけがかかる病気ではありませんが、発症は五十歳以降に多く見られ、男性は女性に比べて二倍程度多いことが特徴です。男性は日々の忙しさもあって、女性よりも医療機関へのアクセスが悪いので、ぜひ早期受診を心がけていただきたいと、敢えてこの項目を作りました。

　腎がんは超音波検査を少しすればすぐにわかるものです。また、触れればわかる場合もあり、発見しにくいがんではありません。にもかかわらず、放っておいたためにかなり進行してしまうことがあります。

　腎臓は、刻一刻尿を作っているという実感がないこともあり、比較的沈黙の臓器といわれますが、血液をろ過して尿を作る、老廃物を尿の中に排泄するほか、ホルモンを分泌する内分泌器官であり、尿路に関連する重要な臓器です。

　また、血圧、塩分、ビタミン、ホルモンの調節や、血液を増やす物質も作っている多才な臓器ともいえます。

　腎がんは年間一万人ほどの方が発症し、三千人くらいの方が腎がんで亡くなっています。また、地方によって罹患率が異なり、東北地方や北海道で多く九州地方で比較的少ないことから、日照時間や寒さ、塩分摂取量が影響しているのかもしれません。また、世界的に見ても北欧に多いことから、やはり日照時間、ビタミンDなども影響すると考えられます。実際にビタミンDは腎がんに対して抑制的に働くという研究発表もあります。乳製品の摂取にも関連があるといわれています。

　腎がんをご自身で発見される場合は、血尿か疼痛が主な症状です。また、超音波検査や、他の検査をしたときにたまたま見つかることもあります。腎臓はからだの深いところにある臓器のため症状が現れにくいものの、早期発見であれば、五年生存率は九九％となっています。腎臓がん全体の五年生存率は六〇％ということからもわかるように、早期発見が大変重要となります。

　腎がんのリスクファクターは、喫煙と肥満と高血圧です。一日十本以上タバコを吸う方はリスクが二倍以上、肥満の方は四倍、高血圧ではリスクが二倍となります。ですから、タバコを吸って肥満で高血圧の方は要注意です。

リスクファクターの原因としては、活性酸素が考えられます。毒物や紫外線などがからだに入ると遺伝子を障害します。現在のところ、適度な運動と、適切な食べ物を選ぶということが重要だといわれます。また、カロリーを摂り過ぎないことも大事です。

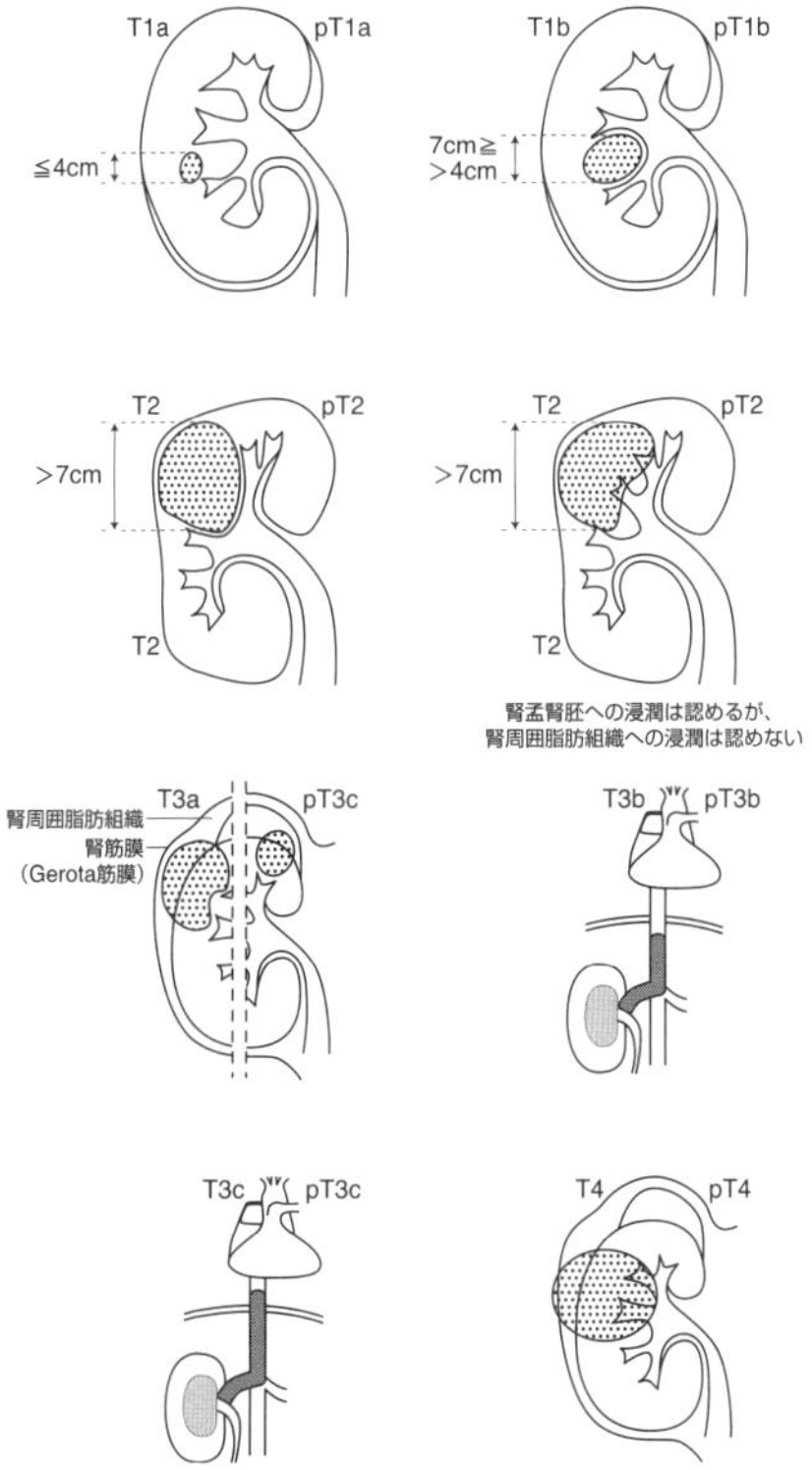

腎がんのTNM分類

腎がんを分類する場合、腫瘍の大きさと位置から進行度を判定します。TNM分類が国際的な分類で、Tは腫瘍（Tumor）、Nはリンパ節（lymph nodes）、Mは転移（metastasis）を表しています。Tの場合、七センチがT1なので、腎がんは比較的大きくても治りやすいため、ほかのがんのように五年で終わりではなく、もう少し長期にわたって定期的に診察を受ける必要があります。

●手術ができるなら手術が基本

治療については、手術と薬物治療の二つに分かれます。薬物治療では、サイトカイン療法と分子標的治療薬による治療があります。

基本的には手術ができる場合は手術をし、その後、薬物治療に移ります。手術には、腎臓全摘と温存、また、開腹と腹腔鏡手術の選択肢があります。現在、副腎手術はほぼ一〇〇％、腎がん患者さんの約七割は鏡視下手術を行っています。

薬物治療のサイトカイン療法は、腫瘍細胞に対してからだの応答力を高め、免疫細胞を活性化することにより一〇％の方に五か月くらいで奏効するといわれます。インターフェロンの効果は、よく効く場合もありますがすべての方に有効であるとはいえません。また、分子標的治療薬についても同様なことがいえます。

腎がんは、大きくなるにつれ異常な血管を作りやすいがんですが、そこを特異的に抑えるのが分子標的治療薬です。分子標的治療薬は、腫瘍の血管を作らない、また、がんの増殖を抑えることを特徴としています。さらに朗報としては、海外よりも日本人のほうがよく効くという結果も出てきています。

分子標的治療薬は二〇〇八年に認可がおり、ようやくスタートしたところです。どのような効果があるのか、メリットと副作用を見ながら、患者さんにとって最もよい治療を行っています。従来の治療薬でも大変よく効くものもあるので、分子標的治療薬がすべてではなく、やはり患者さん一人一人の状態にあわせた治療をしていくなかで、ここから評価が始まると考えています。

第二章　ここまで来ているEDの治療

●男性ならではの健康管理

第一章では「手術で治る」泌尿器科の病気について解説しました。ここからは、前立腺、膀胱などの「手術をした後」に起こることもある勃起障害（ＥＤ）について簡潔に触れておきます。

ＥＤは、手術との関連だけではなく、さまざまな原因で起こります。むしろだれにでも起こる加齢現象として、あきらめられていた感がありました。しかし、最近、研究が飛躍的にすすみ、治療薬・治療法も開発されています。もはや、ひそかに悩む病気ではありません。ＥＤは、男性なればこそ自覚できる生活習慣病であり、積極的に治療していくことが、将来の健康管理に役立つこともわかってきています。現在特に問題のない人も、また泌尿器を含めて、手術をする人も、した人も、ＥＤはどういう病気で、どう治療するか、知っておいていただきたいと思います。

1　男性更年期障害と男性ホルモン

●「曲がり角」を過ぎて

もともとは化粧品会社の宣伝コピーかもしれませんが、「お肌の曲がり角」などという言葉がありました。加齢による皮膚の変化の微妙さをいい当てた言葉だとすると、男性には「ペニスの曲がり角」があるといえるでしょう。ここでは一般的な疾患の説明と治療法ではなく、年を経るにしたがい（あるいは疾患がすすむにつれて）対処の方法は変わっていくことを踏まえて、お話しをします。

女性の場合、閉経により、卵巣から女性ホルモンの分泌が急激に減少することが原因で、のぼせ、ほてり、イライラ感、うつなどのさまざまな症状が起こります。これらはホルモンが減少することによる「更年期障害」として知られていますが、このような症状は男性にもあることがわかってきました。

男性の場合、壮年期から加齢に伴いテストステロン（男性ホルモン）の分泌が徐々に低下していきます。六十歳以上の二割、八十歳以上の半数は、この男性ホルモンの血液中のレベルが二十代男性の平均の値の半分以下になるといわれています。

この十年間、女性特有の病気である乳がん、子宮頸がん、骨粗しょう症などについての研究がすすんできました。男女のからだの違いを研究していく性差医学が大きく発展してきましたが、一方、これまで男性特有の健康問題に関しては、ほとんど省みられることがなかったといっても過言ではありませんでした。近年、マスメディアなどの影響で、男性にも「更年期障害」があると注目されてきたのは喜ばしいことです。

いわゆる「男性更年期障害」は、加齢に伴う男性ホルモンの低下によって起こるさまざまな精神、身体、性機能症状で、医学用語では「加齢性腺機能低下症候群」といいます。私の勤務する帝京大学病院では、こうした症状を専門的に治療する「メンズヘルス外来」という診療部門を日本ではじめて開設し、治療に当たっています。四十歳を過ぎて「何か調子が悪い」と人知れず悩んでいた方も、臆することなく受診していただきたいと思っています。

●活力のみなもと男性ホルモン

男性ホルモンは精巣で作られ、脳、骨髄、筋肉、心血管などからだの多くの臓器に直接作用するため、男性ホルモンが低下すると、さまざまな症状が出てきます。

たとえば、勃起障害や「朝立ち」の消失といった性的症状に加え、筋力低下、筋肉痛、疲労感、ほてり、発汗、頭痛、めまい、耳鳴りなどです。また精神・心理症状としては、集中力の低下、無気力、抑うつ気分、イライラ感なども当てはまります。

女性では閉経になるとだれでも同じように、女性ホルモンのレベルは下がってしまいます。ただし、男性ホルモン値は個人差が大きく、値が低下したからといって、だれでも男性更年期障害になるわけではありません。ただ、加齢に加え、ストレスなどでホルモン値が急激に低下すると起こりやすくなります。男性更年期障害の多くは四十代後半から六十代の方で、職場でも家庭でもストレスが多くなる時期と一致しています。これは、今の日本社会で男性が置かれている厳しい社会環境が男性ホルモンの低下を起こし、また症状が出やすいと考えられます。

男性ホルモンはゆるがせにできない大切なものです。「オトコとして生き抜くためのエンジンを働かせるガソリン」が男性ホルモンともいえるでしょう。きちんと健康管理をして、活力あふれる人生を歩んでいただきたいと思います。男性ホルモンについては『ホルモン力が人生を変える』（小学館）のなかでさらに詳説いたしました。興味のある方はご一読ください。

●男性ホルモンと勃起力

男性更年期障害の治療に当たっては、個人の生活の質、環境の質を高めることで、男性ホルモンのレベルを上げ、適切な食生活、規則的な運動、パートナーとのよりよい関係等に重点をおき、全人格的な診断を目指し個人に適したオーダーメードの治療が必要です。このことを日本臨床男性医学研究所の熊本悦明先生は「男性更年期は男の車検期」とおっしゃっています。車検でいえば一台ごとに、いえ、ひとりひとりメンテナンス方法が異なるということでしょうか。

若い頃と違い集中力がなくなった、体力がなくなった、というのは「歳のせい」として片づけている方がほとんどだと思います。これを端的にあらわすのが、勃起の力強さでしょう。男性は夜間、比較的浅い眠りであるレム睡眠のときに、勃起をしています。

レム睡眠と深い眠りは交互に来ますので、勃起の回数は一晩に五～七回にも及ぶのが普通です。この夜中の勃起に気がつくことはあまりありませんが、朝の目覚めはレム睡眠から移行することが多いので、目覚めのときに自覚するのが「朝立ち」というわけです。毎朝レム睡眠から爽快に目覚めるわけでもないですが、四十〜五十代で一週間に一度も「朝立ち」がない場合には勃起力が弱まっている確かな証拠です。

勃起障害（ＥＤ）というと、何か全く勃起しない極端な状態を想像しますが、二十代での勃起と異なり、立ち上がりが不確実だったり、硬度が低くなったり、持続時間が短くなったりという「歳のせい」もＥＤの立派な症状です。

健康の見張り役

ＥＤは脳梗塞や糖尿病などの病気にかかっているとなりやすいことはだれもが知っていますが、これまで多くは「気のせい」、つまりメンタル的な要素でなると考えられていました。専門医でもまだそう見なしている人も少なくありません。

しかしこの勃起力の変化が、男性に起こる加齢の最初の変化であり、また生活習慣病やがんに関係するサインであることが最近わかってきました。鍵になるのは「血管」と「交感神経」の二つです。勃起はペニスの血管の筋肉が緩んで、陰茎動脈から大量の血液が流入することによって起こります。まず動脈硬化がこの陰茎動脈に生じると、血液の流れは少なくなり、「角度」は小さく、「硬度」も不十分になります。

動脈の太さで考えれば、陰茎の動脈は心臓や脳へ行く血管よりはるかに細いので、動脈硬化の影響はまず勃起に現れてくるのです。これを放置するといずれ心筋梗塞や脳梗塞といった致命的な病気になりやすいことがわかっています。

また勃起がスタートするためには、自律神経のうち副交感神経という神経が活発になる必要があります。

副交感神経は、通常、リラックスしてくつろいでいるときに活発になります。ご飯を食べたり、お風呂に入ったり、眠りに就くときの神経です。一方、交感神経は緊張し、身構えるときの神経で、危険に際して闘うときや逃げるときに働きます。副交感神経は「緩む」神経で、交感神経は「緊張し、収縮する」神経といえましょう。

ですから交感神経は血圧を上昇させ、副交感神経は血圧を下げます。勃起は陰茎の平滑筋が緩むことがきっかけですから、この副交感神経が活発なこと、つまりリラックスできることが重要です。気になることを考えていたりすると勃起しないのもそのためです。

交感神経が活発になる状況を「ストレス」といっても過言でありません。交感神経が活発化すると、活性酸素という反応性の高い酸素が出現し、臓器を老化させます。また大事なテストステロンも下がってしまうことがわれわれの研究からわかりました。

この極端なケースが睡眠時無呼吸症候群と呼ばれる病気です。

「いびきがひどい」といわれる方に多く、寝ている間に呼吸が止まっていることがある、とパートナーの方に指摘されることで疑われますが、実はかなり多く、五人に一人くらいいるのではないかと考えられています。

睡眠時無呼吸症候群の方は疲れやすく、日中に居眠りしたり、また仕事に集中できなくなります。睡眠時無呼吸症候群では、呼吸が止まるときに血液中の酸素濃度が下がるために交感神経が活発化します。

実はこの交感神経の活発化は夜中だけでなく、昼間目が覚めているときにも起こっているのです。睡眠時無呼吸症候群は肥満度が高く、高血圧や糖尿病、心筋梗塞に極めてなりやすいことがわかっています。もちろんＥＤの頻度も高く、またおしっこの間隔も大変短い「頻尿」になります。睡眠時無呼吸症候群は交感神経病ともいえるでしょう。

このように勃起力は性欲の有り無しにかかわらず、男性の健康の「見張り」として極めて重要なのです。

「お肌の曲がり角」ならぬ「金時様の曲がり角」が男性のアンチエイジングの基本です。

●術後の勃起機能と排尿障害

また、第一章の男性特有の病気を手術で治す場合、術後の排尿障害やＥＤについてはどうなんだろう、と心配される方が多いと思います。

前立腺がん、膀胱がんなどの手術で勃起機能に影響が出るかどうか、予め詳しく知っておく必要があるでしょう。

手術によりがんを根治することと、勃起機能を維持すること、どちらを重視するかといわれると、日本人ではほぼ全員、根治を選択しますが、欧米では両者を天秤にかけて治療を考える方も多いです。これはひとりひとりの人生観にもかかわってきます。

ニューヨークタイムズ紙では、ベテラン記者が、自らの前立腺がんの手術と経過について、率直につづったブログが反響を呼びました。手術そのものや病状より、ＥＤ治療に記述を割いていることから、アメリカにおいても多くの男性が切迫した興味を持っていることがわかります。

医学の進歩で「アンチエイジング」が可能になったといっても、人が死すべき存在であると同様に、最終的にはすべての男性がＥＤになります。しかし、どのような状況になっても、選択肢が広がるかぎり、希望はあるということはできるでしょう。

2　ＥＤのリスクと治療

●もっともかかりやすい生活習慣病

ＥＤとは、陰茎が勃起しないというだけではなく、性交を行うのに十分なだけの勃起が起きない、または十分に勃起状態を維持できないため、満足な性交が行えない状態と定義されています。

原因の性質により、器質性と機能性に分類され、治療法も異なります。日本における有病率は、四十代が二〇％、五十代が四〇％、六十代が六〇％と高く、患者数は一千万人近いと考えられています。

ＥＤとは、端的にいうと「男性がもっともかかりやすい生活習慣病」です。先述したように、ペニスの血管は心臓や脳の血管に比べて非常に細くてデリケートですから、血管の不調は、まずペニスにＥＤとなって現れやすいのです。早い段階で気づいて治療しておけば、脳卒中や心筋梗塞を予防できます。つまり、ＥＤは男性のからだの変調を知らせるシグナルでもあるのです。また自律神経で交感神経が優位になり緊張状態が続いていることも原因にな

EDのリスクファクター	糖尿病
	高血圧
	心臓病
	高脂血症
	腎不全
	骨盤内手術後
	脊髄疾患
	うつ病
	肥満
	睡眠時無呼吸症候群
	薬剤（降圧剤、抗精神剤、血糖降下剤）
	喫煙
	飲酒
	ストレス

ります。

●予防と治療法

交感神経の過緊張は、積極的なストレス発散が有効です。三十歳以降はスポーツ、ヨガ、太極拳、温泉、岩盤浴などリラックスできる習慣を作ることが必要です。

ただしマラソンのように激し過ぎるスポーツは交感神経の緊張が強くなり過ぎ、逆にＥＤが悪化することもあります。適量であればお酒は男性ホルモンを高め、また活性酸素を消去しますので、「百薬の長」といえましょう。

炭水化物の摂り過ぎ、運動不足、パソコ

ンがＥＤの三大悪です。一方、男同士の仲間で遊ぶこと、あるいは趣味で競うことは男性ホルモンを高めます。喫煙は活性酸素により動脈硬化を招きますので、よくありません。

さて、ＥＤの特効薬としては、「クエン酸シルフィナデル（商品名：バイアグラ）」が有名です。約七〇％の場合に有効性が見られる画期的な薬剤です。最も有効な治療法ですが、薬剤の効果を間違って認識している方も多いようなので、正しい理解が必要でしょう。

「シルフィナデル」は勃起のメカニズムに直接働きかけることで勃起を起こしやすくする薬剤で、精力剤のようなものではありません。平常時の陰茎は陰茎海綿体平滑筋により一定量の血流が流れるようになっています。勃起時にはこの平滑筋が緩み海綿体に血液が多量に流れ、一定期間とどまることで陰茎が大きく硬くなります。

「シルフィナデル」は平滑筋を緩める物質・ｃＧＭＰの分解酵素・ＰＤＥ　ｔｙｐｅ5を抑制する薬剤で、ＰＤＥ5阻害薬と呼ばれています。分解酵素・ＰＤＥ　ｔｙｐｅ5が減ることでｃＧＭＰが増加、海綿体へ血液が流れやすくなり勃起を促します。

「バルデナフィル（レビトラ）」も同じような効果があり、服用後三十分ぐらいから四時間程度効果が続きます。

新しく開発された「タダラフィル（シアリス）」は作用時間が三十六時間と長いために、性行為のきっかけに関係なく服用できる画期的な薬剤です。もちろん三十六時間勃起しているのでなく三十六時間スタンバイできる薬剤です。

また作用時間が長いために、定期的に服用することで血管の健康を改善する効果も期待されています。

これらの薬剤はほてりなどの副作用を生じることがありますが、極めて安全です。ただし、心筋梗塞や狭心症でニトログリセリンあるいは類縁の薬剤を服用している方は服用できません。

ほかの方法としてはバキューム・ディバイス、プロスタグランジン海綿体注射、男性ホルモン補充、血管吻合手術、陰茎プロステーシスなどがあります。

サイエンスの進歩はめざましく、昔は老化現象だから仕方ないと、あきらめられていたEDに対する画期的な治療薬が開発されて、「アンチエイジング」への強力な武器となりました。女性にとっての「アンチエイジング」はたいていの場合、見た目の若返りと同義語ですが、男性にとっては血管の機能向上だといえるでしょう。

「曲がり角」を過ぎると、健康でいることが第一の最優先になり、たとえば大きな手術の後など、女性は多少の肌荒れなど気にしていられないのと同様、男性は加齢現象のひとつと、あきらめがちでした。しかし血管の機能向上に関しては手だてがあることがわかった現在、男性の「アンチエイジング」には大きな希望があります。

第三章「あきらめない治療」に関するQ＆A

この章のタイトルにかかげた「あきらめない」ということには、ふたつの意味があります。研究開発がすすんでいるので、たとえがんになっても「決してあきらめない」という態度と、「男をあきらめない」人生をおくろうという態度です。とはいえ、実際には症状も進行も人生も千差万別、普段医師に直接聞けないことでお悩みの患者さんも、大勢おられると思います。

男同士は、小さなことが気になっても、なかなかだれかに質問したり相談したりしないものです。友だちにアドバイスを求めるくらいなら、自分の身に起こったことを、ひとりで抱え込んだほうがいいという傾向があるようです。プライバシーに関して男のほうがこだわりが強いかもしれません。

男性の病気に関して、一番多い前立腺がんになったらどうしようという不安、EDに関することで、なんとなく聞きづらい、しかし、そこが聞きたい、という質問に、ざっくばらんにお答えしました。

私の開いている泌尿器科のサイトの反響や、泌尿器科の手術をされた患者さんから寄せられた質問には、身につまされるものが多いのです。なかでも、がんになったらどのように生活すればいいかという悩みは多いです。

この章で、それに極力具体的にお答えします。

また2では、健康講演会などの後、聴衆の方からいただいた質問と、匿名で集めていただいたアンケートによる質問に答えます。医療者として、患者さんはこういうことをお聞きになりたいのか、と目からうろこが落ちる質問も少なくありません。

3は、手術をされた複数の患者さんからのご質問です。

すでにご承知のことも多いかもしれませんが、ひとつふたつ「そうだったのか」ということがあれば、うれしく思います。

1　がんになったらどうすればいいか具体的な10問

1-1Q

〈闘病記の読み方とセカンドオピニオンの重要性〉

以前は、あまり意識しなかったが、自分ががん年齢になって、がん闘病記を読むことを避けている。先生もがん闘病記などお読みになりますか？（65歳）

A

「がん」という言葉は大変恐ろしいものですが、「がん」には、早期発見か手遅れかといった時間的な流れとは別に、本質的にたいしたことがない「がん」と命の危険がある「がん」があります。

手術治療のみの治療ですむのであれば、多くは「摘除すればあまり恐ろしくないがん」といえます。その意味では糖尿病や狭心症のほうがある意味怖い病気といえなくもありません。

経験を積んだ医師は、同じような病気の方をたくさん診てきたことは事実ですが、病気を実感できるわけではないので、医師が、がんについて知っていることは極めて表面的といえます。

医師が書いたがん闘病記を読むと、患者になってはじめて気づいた医療体制の問題点に加えて、予想もしなかった不都合や苦痛、あるいは怒りが、医学的な考察とともに書かれています。患者と同じ病気を経験した医師こそが本当に心強い存在なのだと思いますが、例外的な存在です。

家を建てるときには、あなたの建築士は、土地の地形や、太陽の動きに加えて、施主の好みや生活習慣からベストと思う設計をします。ただし、あなたの日常生活については、今どんな住居に住んで、どのような仕事をしているか、知識はあっても、実際に眼にすることは少ないのではないでしょうか。

医師もこの治療、あの治療と方法がいろいろあれば、本来は「おすすめ」を提案しなければならないと私は考えます。それには単に病気が治るか、治らないかという視点でなく、脳梗塞やパーキンソン病といった病気と同じように、生きていくうえでの生活の充実感と便利さを考えたものになるでしょう。

ただし医師の判断基準は統計（この状態のがんであれば何年後にどのくらい元気か）と、

医師としての個人的な経験から判断することも事実です。たとえばいい治療とされているものでも、それを勧めてよくない経験を持っている医師は、その治療を積極的には勧めません。医師の経験は本質的に偏っていますので、その意味では複数の医師の意見を聞く（セカンドオピニオン）は重要です。

がんになったら、そのときどう向きあうか、がんにかかり、がんを克服された方の体験談はたくさんあります。私は、ジャンルにかまわず多読するほうですが、最近読んだがん闘病記で、感動した本があります。『がんに効く生活―克服した医師の自分でできる「統合医療」』（ＮＨＫ出版）です。

アメリカの本の翻訳ですが、精神科学の寵児であった著者が、突然極めて悪性の脳腫瘍の宣告を受け、手術、抗がん剤の厳しい治療を受け、また自分のキャリアの中断や家族との出会い、別れを経験する中で、現代の科学で、がんによい、とされていることを徹底的に実践していく話です。一般的に進行したがんは長期の生存率が低いですが、どんながんでも、一〇〇％生還しないがんはほとんどありません。わずかであっても不思議なことに、がんが治癒する人がいます。

医師が患者、あるいは患者の家族の経験をすることで、医療を見る眼が変わってくる、というのはよくある話ですが、著者の個人的な経験自体、十分に重く、また精神科医としての内省も深く、すばらしい本でした。何より、新しい命を全力で生きる方法を探ろうとする、その探り方が徹底していて、強い印象を受けました。

1-2Q

〈克服するのか、ともに生きるのか〉

ひと頃、がんは克服するのではなく、共存すると思ったほうがいいといわれていたが、手術を受けた身としては、克服したと思いたい。戦わないほうがいいのでしょうか。

A 手ごわいがんに対しては、現代医学では「集学的治療」を行うことが一般的です。これは抗がん剤治療や放射線治療に外科治療を組みあわせて生存率を高めようとするものです。前述の、精神科医によるがん闘病記には、がんへの対応について、「がんは交通事故ではない。心筋梗塞や脳梗塞と同じように、日常から起きる生活習慣病であり、それゆえに、がんとわかってからでも対応が可能であること、であれば予防もできること」が極めて科学的に著されています。

がんが、もし交通事故のような偶然の突発事故であるなら、なぜ自分の身に起きたのか、嘆いても嘆ききれないものがあるでしょうが、生活習慣病だと思えば、相手を見極めながら、科学的根拠に基づいた日常生活をおくり、これ以上進行しないように、あの手この手で向かいあっていく生き方があると思います。がんは、これまでの生活習慣の蓄積の結果ですので、手術によりがんを摘除した後には、少しでもよい生活を取り入れることで、がんのリスクを少なくしていきましょう。

1-3Q

〈発がん物質なるもの〉

がんを告知された前後、長い間「発がん物質」に無頓着だったことに気づいて悔やんだ。こういうことについてどう思われますか。

A

一九六二年に出版されたレイチェル・カーソン『沈黙の春』は、農薬などの化学物質の危険性を訴えました。一九七四年の有吉佐和子『複合汚染』も同様の告発の書でした。今や、その時代よりもはるかに、食品は、高度に工業化されています。

私たちの身の回りにあふれる化学物質のなかには何千種類という発がん物質が含まれているといわれています。どうしたら自分の健康を守れるのか。現在、われわれが口にしているものがわれわれの健康を規定しています。少なくとも、がんを進行させないために、食事が極めて重要だということに心をとめるべきでしょう。

1-4Q

〈がんにならないためにはどんな食事を?〉

男性ホルモンを上げる食事について本に書いておられましたが、がんにならないための食事、あるいは、がんになったら、どういうことに気をつけて食事をすればいいか、といった点について、具体的に教えてください。(55歳)

A がんの原因のひとつに動物性脂肪があります。とんかつなどラード油を使うものや動物性脂肪の含有量が高い食事は避けるべきでしょう。牛乳も低脂肪のものをお勧めします。一方、野菜や果物は活性酸素を消去しますので、できれば毎食欠かさず摂るとよいと思います。また、炭水化物の過剰な摂取も活性酸素を増やしますので、腹七分目に。肉よりは魚が基本です。

1-5Q

〈試したくなる民間療法〉

みるみるがんが消えた、とか、がんに優れた効き目、とかいうとすぐ試してみたくなるが、先生はこうした民間療法をどう思われますか。

A メンタルなことが健康に影響を及ぼすことは知られています。特に交感神経の興奮をどうやって鎮めるか。呼吸法、ペット、体操など、さまざまな要因ががんに影響を及ぼすことが科学的に証明されつつあります。こうした意味では、効くと信じて試したことは、何らかのよい影響を与えたとしても不思議ではありません。

よかれと思ったことはいいのかもしれません。ただ、がんは本質的に生活習慣病だとすると、生活改善で対応していくほうが、まわり道は少ないのではないかと思っています。

1-6Q

〈がんは生活習慣病か〉

がんは生活習慣病ともいわれますが、もしそうならやはり食事も関係するのでしょうか。

A　いったいがんとは何か。がんの原因は遺伝子異常ですが、遺伝子が傷つく原因は炎症と酸化ストレスによることがわかっています。実際このプロセスはほかの生活習慣病となんら変わりがありません。肥満は炎症を起こしやすく、また酸化ストレスが高くなることから肥満の改善は重要です。ただしいわゆる「ダイエット」でなく、からだのさびの原因である活性酸素を消去する食事を心がけることが必要です。

食事を摂取してカロリーを得ると、かならず活性酸素が出て酸化ストレスが起こりますが、この活性酸素を、食物の中の因子が消去してくれます。また炎症も食べ物によって抑えることが可能です。

現在、食事の意義が一段とクローズアップされています。ただし、この食事を摂ることが

がん予防10か条
（世界がん研究基金）

1．体重を適正に保つ
2．毎日30分以上の運動をする（早歩きのような中等度の運動）
3．高いカロリーの食品を控えめにし、糖分を加えた飲料を避ける（ファストフードやソフトドリンクなど）
4．野菜と果物は1日400g以上、精製した小麦より全粒粉、豆類を食べる
5．肉類（牛・豚・羊など。鶏肉は除く）を控えめにし、加工肉（ハム・ベーコン・ソーセージなど）を避ける（肉類は週500g未満）
6．アルコール飲料を飲むなら、男性は1日2杯、女性は1杯までにする（1杯はアルコール10-15gに相当）
7．塩分の多い食品、塩漬けの食品は控えめにする
8．がん予防の目的でサプリメントを使わない
9．生後6か月までは母乳のみで育てるようにする（母親の乳がん予防と小児の肥満予防）
10．がん治療者も上記の推奨にならう

がんを防ぐための12カ条
（国立がんセンターがん対策情報センター）

1．バランスのとれた栄養をとる
2．毎日、変化のある食生活を
3．食べすぎをさけ、脂肪はひかえめに
4．お酒はほどほどに
5．たばこは吸わないように
6．食べものから適量のビタミンと繊維質のものを多くとる
7．塩辛いものは少なめに、あまり熱いものはさましてから
8．焦げた部分はさける
9．かびの生えたものに注意
10．日光に当たりすぎない
11．適度にスポーツをする
12．体を清潔に

がんの予防や治療に有効である、という決定的な証拠はまだ出ておりません。
世界がん研究基金では、八六ページにあるように、できるだけ野菜と果物を摂り、カロリー少なめの食事に適度なエクササイズをすることを勧めています。また国立がんセンターでは八七ページの12カ条をがん予防のための注意すべき点として実行することを推奨しています。

1-7Q

〈がんになったらするエクササイズ〉

週末のテニスが趣味でしたが、術後、相手に気をつかわせるようでやっていません。がんになったらする体操やスポーツで、お勧めのものがあったら教えてください。（54歳）

A 運動ががん予防によいことは知られていますが、どのような運動ががんの予防や治療に効果があるのか、明らかではありません。運動自体は活性酸素を出す方向に働きますが、継続的に運動をすると、活性酸素を消去する力が高まることが知られています。

世界がん研究基金では、少なくとも三十分以上の早足歩きを勧めています。大事なことは毎日運動を行うことで、思いついたときにジョギングを長距離行っても、その後のビールはおいしいでしょうが、活性酸素の消去にはあまり役立たないでしょう。

1-8Q

〈副交感神経を活性化するもの〉

がんの発生のプロセスを考えると、理にかなった生活習慣があるはずではないかというお話でした。食事やエクササイズのほかに何かいいことがありますか。（70歳）

A

交感神経を緩め、副交感神経を高めることががん治療の基本。とすれば、笑うこと、温泉に入ったり、指圧やマッサージを受けてリラックスすること、楽しい団欒やくつろぎの音楽など、自分にとって快いことを積極的に行ってみることだと思います。

1-9Q

〈笑いは免疫力を高める〉

笑いはがんに効く、とよくいいますが、どう思われますか？　はっきりいって、気休めのようでもあり、ユーモアのない人ががんになるのか、という強制的なものを感じますが。

A　ノーマン・カズンズは、『笑いと治癒力』（岩波現代文庫）で、笑いにより一度は医師に匙を投げられた膠原病が快癒した経験を語っています。笑いは副交感神経を大いに活性化します。笑いは免疫力を高めたり、疼痛を和らげる効果もあるといわれています。またユーモアは自分の周囲の環境をよりオープンにし、治療にかかわる人たちがポジティブになります。笑う門には福来る。がん予防のみならず糖尿病や高血圧の予防にも効果があると感じています。

1-10Q

〈術後のリハビリ〉

がんになったら（手術がすんだら）どうしたらいいのか、ということについて、術後どのくらいで、どの程度の運動を始められるのか、といったことは不明です。「がん難民」になりたくありません。

A

現在のがん難民といわれている背景には、がんの専門病院が専門的な治療を行うものの、治療効果がなくなったときに、個々の患者さんに対応しないことがあげられます。あるひとつの治療の効果がなくても、さまざまな薬の組みあわせで病気の勢いを軽減することが可能ですし、また疼痛や活動性の低下を防ぐ手立ても必要です。私ども帝京大学病院泌尿器科は、がんが進行する場合も、緩和医療を含め、とことん患者さんとつきあっていきます。

がんにかぎらず、手術の後はからだの動きが手術の前と比べてだいぶ小さくなっています。これを手術前の水準にできるだけ戻していくリハビリが必要です。ただし手術を受けた部位によって、適した運動があります。たとえば、腎臓の手術の直後はひねりのある運動は避けたほうがよいでしょう。また前立腺の手術の後はしゃがんだり、長時間、会陰部を抑える自転車はあまり適していません。主治医と十分ご相談ください。

2　前立腺とEDについて気になる20問

2-1Q

〈加齢症状の見極め〉

ピカソは八十歳を超えて子どもを授かったそうですが、普通はどのくらいまで、性交渉は可能で、また精子は作られるものですか？（68歳）

A　精子はいつまで作られるか、個人差も大きく、八十歳でもお子さんを授かっている方もおられます。またPDE5阻害薬の開発により、かなりの高齢でも性交渉は可能になっています。ただし若い世代でも安心は禁物で、一九九七年のフィンランドからの報告では、正常な精子形成を示す人の割合が、一九八一年からの十年間で五六・四％から二六・九％に減少する一方、精子形成が不十分な人の割合が増加しています。日本人においても、精巣重量が早くピークに到達し、かつピーク時の精巣重量が年々減少していること、さらに精巣重量がピークになってから、小さくなる速度が速まっていることが知られています。

2-2Q

〈前立腺マッサージ〉

以前、排尿痛があったので軽い気持ちで近所の泌尿器科にかかり、「慢性前立腺炎」と診断され、マッサージを受けた。突然の処置だったせいか苦痛を感じ、二度と泌尿器科にはかかるまい、と思った。とはいえ、また起こったらどうしよう、と内心不安。マッサージのほかに、有効な治療はあるのでしょうか？（58歳）

A

「慢性前立腺炎」はさまざまな原因で起こります。急性前立腺炎の治療が不徹底だった場合に慢性化するケースがありますが、急性期を経ないで発症することもあります。クラミジアなどの病原微生物が原因になるケースのほか、自己免疫によるもの、ストレスなどの心因性の炎症であると考えられるものなど、原因を特定できないことも多いのです。治療には、抗生薬、抗炎症薬、消炎鎮痛薬が用いられます。前立腺部のマッサージなども行われますが、その場合は医師とよく相談されて、どういう処置なのか納得のうえ治療を受けられたほうがいいと思います。以前は前立腺マッサージにより、血行をよくすることで症状緩和につながると考えられていましたが、最近はあまり行われていません。

2–3Q

〈男性更年期の自覚〉

悪性腫瘍（メラノーマ）の手術から四年、最近は、不眠症と早朝の覚醒に悩んでいますが、ＥＤと関係あるのでしょうか。ＥＤの自覚はあるのですが、治療しようとは思いつきませんでした。（52歳）

A 女性の更年期については、研究も社会的な理解もすすんでいますが、男性の更年期については一般的に認知されてきたのは、ここ数年のことです。女性は何かあると友だちに相談しますが、男性は友だちと情報交換することもなく、自分のなかに抱え込む性質があります。医師や病院の問診表でも本当のことは書けないという人もいます。また、女性の更年期は期間限定で、先に明るさが見えていますが、男性の場合は、急に道が暗くなり、このままどこへ行くのか、走ったほうがいいのか、このまま止まったほうがいいのかよくわからない、まさに日暮れて道遠し、とひとりで悩む面があります。

不眠は高血圧の原因となり、ＥＤになりやすくなります。私どもは、ＥＤは自分で気づく最初の生活習慣病であると考えています。健康状態のバロメーター、血管の健康度を示しているのです。また不眠と早朝覚醒が同時にある場合はうつ病の疑いもあります。

ですから、自覚できたことをきっかけに、気軽に専門医に相談されたらいいと思います。

2-4Q

〈水分摂取と頻尿〉

夜、トイレに起きたくないので水分を控えているが、逆効果だと家人にいわれている。水分摂取と頻尿について教えてほしい。（63歳）

A

年齢とともに排尿回数は増えます。頻尿は、起きている時間帯と就寝後をあわせて八回以上排尿する症状をいいます。夜、排尿で起きることを気にする人がいますが、日本人の夜間の排尿回数は、六十代から八十代では、夜中に一回であれば正常です。睡眠に影響するので気になるでしょうが、夜中に一、二回起きるのは普通だと考えていいでしょう。三回以上排尿する症状を夜間頻尿といいます。男性の夜間頻尿は、一般的には前立腺肥大症を

頻尿・尿失禁の心得10か条

1. 尿失禁や頻尿は恥ずかしくない
2. 水分摂取を控えてはいけない
3. 肥満解消につとめよう
4. 便秘を解消しよう
5. 運動する習慣を作ろう
6. 膀胱訓練（骨盤底体操）をしよう
7. からだを冷やさないようにしよう
8. アルコール、タバコは禁物
9. カフェインの多い飲料の利尿作用に注意
10. 失禁対策用品を上手に利用

疑うのですが、生活習慣病を疑うことも大事です。食生活を見直し、適当な運動をして、健康を取りもどすきっかけにしてください。

頻尿で悩む人は水分摂取を控える傾向がありますが、これは改める必要があります。排尿だけではなく動脈硬化もすすむので、血液の流れをよくするため水分を摂らなければなりません。一日一リットル半（コップで七～八杯）を目安に水を飲みましょう。

2-5Q

〈「接して漏らさず」とは〉

貝原益軒の『養生訓』の中に、「接して漏らさず」とありますが、具体的には性行為のどのようなことをいっているのでしょうか。（56歳）

A 当時としては非常に長生きをした江戸時代の儒学者、貝原益軒の言葉には含蓄があります。益軒曰く「接して漏らさず」は、人口に膾炙しています。私は、こういう身につまされるような教訓を、面白がってよく読みます。「接して漏らさず」に関して、勃起は大事だが射精はすることはない、と解釈できます。これにのっとると、健康でいるためには、躍起になって射精に努めることはなく、性行為は自然に無理なく、ということになるでしょうか。特に高齢になってくると、たとえば朝や昼間ののんびりした気持でいるときに行うのが適している、といえるかもしれません。自由時間の多くなった方は、それくらいの気持ちで取り組まれたら、と思いますが、どうでしょう。

〈円満な家庭生活〉

2-6Q

更年期障害が男性と女性ではずいぶん違うようです。男の更年期には過労死とか初老性うつ病とか深刻で危険なことがある気がしますが、円満な家庭生活のコツは、この乗り越え方なのでしょうか？（60歳）

A 更年期が終わると、女性は元気になります。閉経後は女性ホルモンであるエストロゲンが少なくなり、男性ホルモンであるテストステロン中心になりますので、発想が男性的になります。

一方、男性のテストステロンが減ってくると、家庭内の力関係が変容します。熟年離婚のときの「私は三十年もがまんしてきました」というセリフは、大げさかもしれません。せいぜい数年、男女のホルモンによる上下関係が変化し始めてからのことですから。夫唱婦随であった場合にはやはり男性のリーダーシップが大事です。

いずれにしても、まずは、男にも女にも、心身ともに変化が現れて、それに対処していかねばならないことを知識として知っておくことは必要かと思います。

2–7Q

〈男性ホルモンを高めるスポーツ〉

男性ホルモンを高めるにはどんな運動がいいのでしょう。汗をかいた後のサウナは、男性ホルモンにはどうでしょうか。また疲労回復にアルコールはどうですか？（51歳）

A 暑い中に長時間いると、交感神経が高まり心拍数が上がるので、心臓にはよくありません。特に、思いついてサウナに入るのはよくないです。気軽にするなら、ストレッチ体操がよいと思います。張りつめた神経をほぐし、緊張を緩める効果があります。軽くストレッチをして、ウオーキングというのが手頃でよいでしょう。

ゴルフやテニスもよいのですが、やってよかった、いい汗かいた、と思える程度の運動が有効だと考えられます。毎朝続けるラジオ体操は、生活にリズムをもたらしてくれます。

また就寝前の腹式呼吸やヨガやストレッチは、副交感神経を高めてくれて、気分よく眠りにつけると思います。夜寝る前の体操については、違和感を持つ方があるかもしれませんが、疲れているときは、お酒よりも、からだをゆっくり伸ばして疲れを取るようにしましょう。

2-8Q

〈尿のサイン〉

変な話ですが、家にいるようになって、立ったまま小便をすることが少なくなりました。立ってするのと座ってするのと、どっちがいいのでしょうか？（68歳）

A

たまには立って用を足されたらいいと思います。というのは、尿はからだの状態を鏡に映すように知らせてくれる手がかりだからです。服用する薬をはじめ、からだに異常があると、尿は、色、濁り、泡立ち、においなどいろいろなかたちでサインを出します。すぐに流さないで、ぜひ観察してからにしてください。

2–9Q

〈健康サプリ〉

EDにも効くサプリがあると聞きましたが、値段が高いので気軽には購入できません。健康サプリについては、どう思われますか。（40代）

A

ペニスの血管はヒトのからだの中でも細く敏感で、詰まったり滞ったりすると影響の出やすい場所なので、血管を守り、血流をよくする作用があるもの、強力な抗酸化作用があるものは、効果が期待されます。たとえば勃起力改善の働きがあるといわれるピクノジェノールは、フランス海岸の松の樹皮にしかない貴重なエキスです。世界中には男性ホルモンを高めるといわれる食材がいろいろあり、アボカド、ウコン、ニンニクなど、安価で、手軽に摂取できるものもいろいろありますよ。

私はアボカドが好きで、毎朝、納豆に混ぜて食べています。

〈観察する〉

2–10Q

酒もタバコもやらないので、漠然とですが、健康に自信があり、体調を気にすることもありません。しかし最近、男性の機能については、さすがに心配になってきました。男性向けの健診や人間ドックを受けたほうがいいですか。（58歳）

A 年一回の健診だけで何事もなく、病気や病院に無縁の方もおられます。ただ、加齢はだれにも回避できないものです。通常、厄年あたりが勃起の曲がり角といわれています。

起床時の勃起（朝立ち）が少なくなったな、と自覚されたら、健診を受けることをお勧めします。血圧と食後二時間の血糖値だけでもチェックしておく価値があります。

頻尿や糖尿が気になってくる方では、起床時の勃起について、簡単な記録をつけてみるのはどうでしょうか。普段の様子を把握していれば、ちょっとした違和感があれば、すぐ気がつきます。また、自分のからだをたまに「しげしげと見ておく」のも大事でしょう。普段からよく観察していると、小さな異変を見逃さないでしょう。

2−11Q

〈泌尿器科はおしゃれな科〉

泌尿器科は、敷居が高いと感じている。内科から受診を勧められているが、まだ行っていません。（57歳）

A 男性も女性も、尿に異常があれば、まっすぐ来てくだされば早いのに、逡巡したり回り道をして、早期治療できないということがあります。

泌尿器科は、実はおしゃれな科です。アンチエイジングに熱心に取り組んでいますし、排尿や生殖に関して、気持よく生活するためのあの手この手の工夫をしています。泌尿器科医は男性のサポーターです。快適な生活のため、少しでもご心配なことがあれば、気軽に泌尿器科医にご相談ください。

2-12Q

〈患者同士の情報交換〉

手術の前、ほかの人の何気ない会話が耳に残ったり、噂話に動揺したり、特殊な心境におちいりました。情報交換はどの程度、必要でしょうか。（48歳）

A 以前、患者さんへのアンケートで「この病院を選んだ理由」という設問に、「患者の会があるから」「患者同士の交流がありそう」などと答えた方があって、目から鱗の思いがしたものです。患者さんには、病院の医療成績や立派な設備よりも、切実に望むものがあると思います。同じ手術をする人同士のアドバイスや体験談は、時には大変役立つこともあるでしょう。

私自身は、患者さんの集まりに顔を出すことは、かえって患者さんの自主性に影響することから、敢えて控えることもありますが、若い医師には、参加して患者さんの本音を聞いてくるようにいうこともあります。医師の提言に加えて、術後の実態を、治療を受けた患者さんから詳しく聞いて手術方法を決断した患者さんもいるからです。

要はひとりで悩まず、正しい情報を得て、納得のいく決断をしていくことだと思います。

2–13Q

〈飲酒、タバコの影響〉

泌尿器には酒、喫煙は、どういう影響がありますか？（53歳）

A

酒は百薬の長とはよくいったもので、適量の酒はがんや高血圧の予防になると考えられます。ただしアルコールは膀胱の筋肉を緊張させるので、尿が近くなります。

喫煙は活性酸素を増やすので、がんばかりでなく、ED、高血圧、男性ホルモンの減少にも関連します。ですから、喫煙は百害あって一利なし。ただし禁煙を急にすると男性ホルモンが減少してメタボになりますので、ニコチンを補充しながら、ゆっくり禁煙するほうが得策です。

2-14Q

〈男の尿漏れ〉

この頃、尿漏れのための薬のCMを目にしますが、薬でなんとかなりますか。がまんするのはよくないのでしょうか。（52歳）

A

尿の漏れ方にもいろいろあります。急に尿意を催し、トイレが間にあわない、という方、気づかないうちに尿が漏れている方、前立腺の手術や放射線の治療を受けた後の方などさまざまで、それぞれ原因が違います。

急に尿意を催し、トイレが間にあわない、尿の回数が多くて困る場合には、交感神経の働きが過剰なことが多いので、まず運動、そしてさまざまなリラクゼーションの方法が有効です。がまんしてみることもからだに悪くありません。

もともと尿の勢いが悪いうえに、尿も漏れるようになってきた場合は、前立腺肥大症が悪化している可能性がありますので泌尿器科医にご相談ください。

2-15Q

〈泌尿器以外の男性更年期の影響〉

男性の更年期というと、すぐＥＤが思い浮かびますが、ほかに何か徴候はありますか？（56歳）

A 男性の更年期の原因は男性ホルモンといわれるテストステロンの分泌が低下することです。したがって、意欲やチャレンジする気持ちが少なくなり、また人や社会とかかわることがおっくうになります。また眠りも浅くなるほか交感神経の働きが過剰なため、高血圧、高血糖、肥満になりやすくなります。状態が悪くなるとうつ病になります。男性更年期はそれ自体がひとつの病気のきっかけというよりも、男性の健康全般にかかわる大事な時期といえましょう。

2-16Q

〈EDの予防策〉

投薬以外に、あらかじめEDを予防することはできますか。（46歳）

A 以前は、EDの原因は、心因性すなわち気の持ちようか、器質性、つまり高血圧や糖尿病のような生活習慣病が悪化してなるか、の二通りといわれていました。現在の理解は、EDは血管病で、動脈硬化により細いペニスの血管が詰まってくると起こることがわかっています。ですからEDは狭心症、心筋梗塞や脳梗塞のはるか前に自覚することになることから、「最初に自覚する生活習慣病」と私はいっています。

EDを予防することは、とりもなおさず生活習慣病とその先の重篤な病気を予防できることになります。朝立ちがいつまでもあることが男性の健康の一番のバロメーターです。

さて、予防法ですが、運動、食事、そしてリラクゼーションの三つです。

「ED予防8か条」を掲げました。

ＥＤ予防８か条

1．運動を毎日。たまにきつい運動をするのでなく、毎日30分歩くだけで効果があります
2．エレベーターよりなるべく階段。下半身の血流をアップ
3．タバコはＥＤの最大の敵
4．いつも腹七分目で。満腹にしないこと
5．油ものより、野菜、果物。肉、野菜は十分に
6．PC作業は寝る前は避ける。メールを見るよりストレッチ
7．ストレス解消にカラオケ、ゴルフ、遊びを積極的に
8．おしゃれに気をつけ、自分を輝かせよう

2–17Q

〈男性の泌尿器の不便さ〉

排尿と生殖の機能がひとつであるのは、すごく不便だと最近実感します。互いの機能が、互いに影響することはないのですか。（57歳）

A

ユニークな考え方ですね。たしかに女性は出産がありますから別になっています。哺乳類のオスは排尿と生殖の機能をひとつにして、構造を省エネ化したともいえなくもありません。一方で、排尿が具合が悪いと生殖機能、つまり性機能が影響を受けてしまいます。

実際、排尿障害がある方はうつ病になっている可能性が高いことも知られています。ぜひ泌尿器科医にご相談ください。

2–18Q

〈バイクや自転車は前立腺には？〉

秘湯めぐりが趣味で、バイクで出かけていましたが、両方とも前立腺によくないと家人にとめられています。今のところ何の支障もありません。（64歳）

A

バイクや自転車に長時間乗ることは会陰部の血液の流れを悪くしますので、確かに前立腺やＥＤに悪いといえます。一方、温泉は最高のリラクゼーションで、酸化ストレスを下げることができます。特に自分で探していく秘湯めぐりは男性ホルモンも上がりそうです。

バイクはこまめに休憩してストレッチすることで、からだをほぐしておきましょう。

〈男性更年期を乗り越えるコツ〉

2-19Q

今、特に心配なことはありませんが、更年期を前もって予防し、対策を講じたほうがいいのでしょうか。（55歳）

A 自分の居場所がしっかりとしていること、たとえば職人の親方みたいにどっかりと自分の座るところがある場合には、あまり男性更年期の心配は要りません。

一方、仕事の内容が複雑で、かつ変化しやすい場合には、男性更年期のエアポケットに落ち込んでしまうこともあります。また、退職も男性更年期の大きなイベントです。自分の生きがいや存在理由が会社の仕事という場合には、退職後しばらくすると男性更年期になりやすくなります。

予防策としては、趣味やボランティアを退職前から忙しく始めること。会社を辞めて、ようやく趣味やボランティアに時間を割けるようになった、というのが理想的です。退職してから何かやろうか、では男性更年期になってしまうと脱出に二、三年かかってしまいます。

〈性交渉は必須か〉

2-20Q

約十年前から、家内と性交渉はありませんが、ＥＤではない自覚はあります。以前、健診のとき「前立腺の病気にならないためにはたまには必要」といわれました。本当でしょうか？（57歳）

A

性交渉の有り無しと勃起は直接は関係ありません。朝立ちがあれば、健康です。たまにでも性交渉があったほうが前立腺によいというのは迷信といってよいでしょう。

3　手術をした人の切実な10問

前立腺の全摘手術を受けた患者さんたちからの具体的な質問にお答えします。

3-1Q

〈勃起神経はどこに？〉

手術で両側勃起神経を切断しました。勃起神経はどこにあるのでしょうか。

A

勃起神経は前立腺をたけのこの皮のように包んでいる神経血管束と呼ばれる面状の組織の中にあります。太い神経が一本通っているのでなく、冷凍みかんを入れる網のようにネットワークとして存在しています。

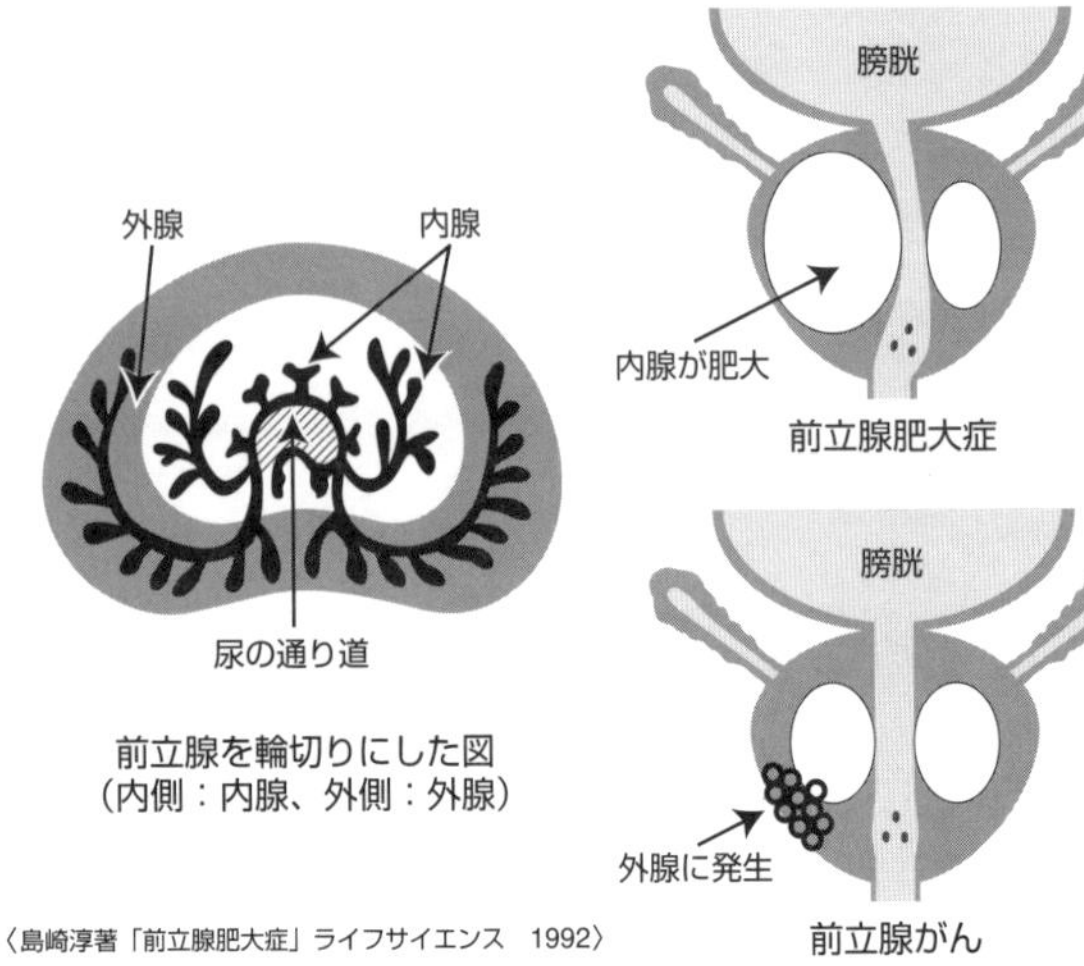

〈島崎淳著「前立腺肥大症」ライフサイエンス　1992〉

前立腺には胃や腸のような臓器を包む漿膜と呼ばれる厚い膜がないので、前立腺を摘除するときには、たけのこの皮ごと摘出することで、よりがんを取り残しなく手術できます。一方、がんが存在しないことが確実な場合には、皮の一部を残すことで勃起神経を残すことができます。

3-2Q

〈検査について〉

バイオプティガン（前立腺生検装置）の検査で、もしがんが存在していたときは、その検査によってがん細胞が転移する危険はないのでしょうか（よく血液に流れ出て転移すると聞くが）。

A

転移をしていないがん細胞は、がんが発生しているところから離れると、足場を失い死んでしまいます。したがって少量のがん細胞が血液中に入っても、すぐに死んでしまうので問題ないといえます。しかし、悪性度が高いがん細胞が、ほかの組織に付着すると、そこで足場を得て新たに腫瘍を形成することがあります。

3-3Q

〈再発の不安〉

再発（再燃転移）した場合の治療とがんの進行の予測はできるものでしょうか。

A 前立腺は尿道、膀胱と接していますが、その境界は明瞭ではありません。以前は膀胱も一緒に摘出したこともありました。確かに膀胱、尿道ともに摘出してしまえば根治率は上がるでしょうが、生活の質が著しく損なわれてしまいます。そのため、PSA検査が普及した現在では、膀胱、尿道を残して吻合する手術方法になっています。再発（再燃転移）は手術後のPSA値で判断できます。手術後であれば放射線治療と内分泌療法を併用することが一般的ですが、高齢の方では内分泌療法だけのこともあります。

また、手術をすることで判明した前立腺がんの悪性度や拡がりの結果から、再発が起きやすいと判断される場合は、事前にこれらの治療を行っておくこともあります。がんの進行については、このようにある程度、統計的に予測することができます。

3-4Q

〈術後の勃起〉

実はもっとも気になるのは、術後の勃起のことでした。勃起を促すのに役立つものは？

A

勃起は副交感神経が活性化して起こる現象です。ストレスを取り除き、よい睡眠をとること、お風呂に入ることなどが役立ちます。

3-5Q

〈術後の心配〉

ペニスの根元が下腹の中に埋没した状態だが、これは元に戻るのでしょうか？

A

下腹に脂肪がつくと、埋没したように見えますが、運動をすることで解決します。

3-6Q

〈尿道の不都合〉

尿道の一部を切断しているが、勃起したときに尿道が引っ張られるようなことはないのでしょうか？

A

尿道と膀胱は、骨盤を支える尿生殖隔膜という非常に厚い膜の手前（おなか側）で吻合してあります。勃起のときに太くなる陰茎海綿体は、この膜の向こう側（足方向）にありますので、勃起により尿道が引っ張られることは通常はないと思います。

3-7Q

〈薬の力〉

シアリス10㎎を術後一日おきに一年間、服用しているが効果がない。もう少し服用を続けることによって可能性が生じるでしょうか？

A シアリスは長時間作動するPDE5阻害薬で、ペニスの血行もよくします。ただし神経切除後は、シアリス10㎎だけでは勃起そのものを起こすのに不十分なことがあります。この場合はレビトラという薬剤の高用量（20㎎）を服用することを勧めます。

3-8Q

〈副作用は？〉

シアリスの長期服用による副作用は？　あるとすればその対処法は？

A シアリス、バイアグラ、レビトラでは、ほてり、筋肉痛などの副作用が知られています。しかし現在のところ、長期服用の副作用は特にないと考えられます。

3-9Q

〈希望の選択肢〉

シアリスなどPDE阻害薬服用の効果がないときの治療法は？

A 前立腺摘除のときに神経を両側あるいは片方温存しても、PDE阻害薬を服用しても十分に勃起しないことがあります。一つの原因として陰茎へ流れる血流が手術により変化することがあげられますが、個人差が多いのが実情です。治療法には以下の五つがあります。

○バキューム・ディバイス

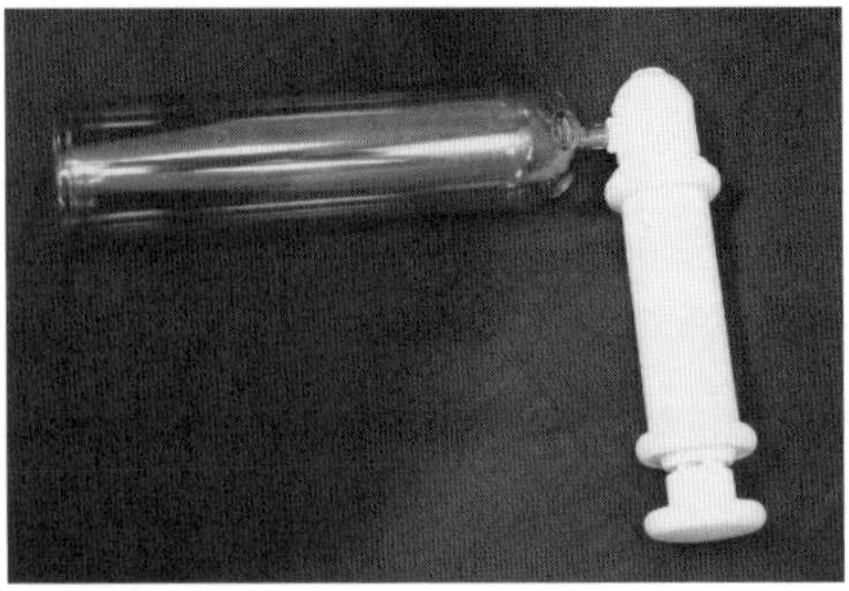

日本製バキューム・ディバイス（VCD式カンキ）

ペニスをシリンダーの容器に入れ、減圧することで血液を海綿体に充満させ、勃起を促すもので、ある意味自然な勃起となります。「医療用勃起補助器」として古くから使われています。八〇%以上の成功率があります。ただし勃起後に陰茎の根部をゴムで圧迫するため皮膚が弱い場合にはすりむけることもありますが、おおむね安全で無痛です。日本では需要が少なく、海外より購入することが一般的です。200-500ドル程度です。

◯プロスタグラジン海綿体注射

東邦大学の石井延久教授らが血管拡張作用のあるプロスタグラジンE1を陰茎海綿体に注射することで勃起が起こることを発見しました。プロスタグラジンE1に血管拡張作用のある塩酸パパベリン、フェントラミンを加えることもあります。副作用として少数ですが、激しい疼痛を訴えることがあります。プロスタグラジンE1自己注射については日本泌尿器科学会が長年、厚労省に保険収載の要望をしていますが実現していません。東邦大学リプロダクションセンター、川崎医科大学（岡山県倉敷市）泌尿器科が日本の中心です。

◯男性ホルモン補充

男性ホルモンと呼ばれるテストステロンが少ないと、ＰＤＥ５阻害薬の効果が少ないことがあります。テストステロンには血管拡張作用があり、勃起を促進する作用があります。ホルモン補充は適切であれば特に副作用はありませんが、前立腺がんがもし存在するときには、がんの進行を促す可能性があります。一般的に前立腺がんの手術後のホルモン補充は手術後三〜五年が経過してＰＳＡが低い状態にある場合にかぎられます。

○血管吻合手術

陰茎海綿体への血液流入量が不足するために起こるＥＤを動脈性ＥＤといいます。外傷（怪我）や自転車選手のように陰茎へ行く血流が絶えず圧迫されることが原因で、ペニスへの血液の流れが悪い場合が相当します。この血液流入量を増加させるような手術を行うために、陰茎の動脈におなかの筋肉などにあるほかの動脈を吻合して陰茎海綿体へ流入する血液量を増加させる手術を行います。この手術を行うと、合併症として陰茎亀頭の過血流、陰茎浮腫、持続勃起症、陰茎知覚低下などが起こる可能性があります。

○陰茎プロステーシス

陰茎プロステーシスとは、手術により陰茎の中に埋め込んで人工的な勃起を実現するシリコン製の「支柱」です。ＰＤＥ５阻害薬が出現する前はＥＤの中心的な治療法でしたが現在でも広く行われています。もともとある程度の硬度を持ち、かつ曲がるマレアブル・タイプと、普段は小さく、タイミングに応じて大きくなるインフレータブル・タイプがあります。

インフレータブル・タイプは海綿体の中に袋を埋め込み、別に水が入ったレザバーを皮下に埋め込みます。スイッチにより、水がレザバーから海綿体の袋に移動することで勃起が生じます。精巧にできているため費用もかなり高いものです。また人工物を入れるために、感染が起きるとすべてを摘除しなくてはなりません。マレアブル・タイプは海綿体だけに挿入するもので比較すると副作用は少ないですが、性交の頻度が多いと、プロステーシスが陰茎を突き破ったり、炎症が起きたりするようなことがあります。

3–10Q

〈再生治療はＥＤにも？〉

組織の再生治療の実用化が話題になっているが、勃起障害にも可能性があるのでしょうか？

A

前立腺摘除術の際に、からだのほかの部分から神経を取り、前立腺手術で摘除される部分に移植する手術がありますが、効果については疑問視されています。研究としては、神経成長因子や血管新生因子あるいはＰＤＥ５阻害薬が、作用する標的であるＮＯ（一酸化窒素）やｃＧＭＰを、薬剤やあるいは遺伝子治療の形で補充することも行われ、効果が確認されています。

あとがき

男性の平均寿命は女性よりも短く、七十歳くらいまでは男性の死亡率は女性の倍以上です。このひとつの原因として、中年にいたるまで男性は医療機関にアクセスしないことがあげられます。特に泌尿器の病気は男性がかかりやすく、また不便を感じることが多いものですが、がまんにがまんを重ねて受診される方も少なくありません。本書では泌尿器の代表的な病気について解説しました。

またEDはプライベート中のプライベートの話題ですから、なかなか出かけていって他人の医者に話そうという気になれないのはよくわかります。とはいえ、EDは、むしろ男性の青春が終わり、そろそろ加齢の影響が出てきましたよ、というありがたいサインであることが最近わかってきました。男性の健康長寿はEDがバロメーターです。そしてED治療薬である、PDE5阻害薬にはED以外にも、さまざまな治療可能性が期待されています。生涯男性としてこれからが楽しみな時代です。

さて、前立腺がんは、男性がかかるがんでもっとも増えていますが、前立腺は、性機能と排尿機能の両方にかかわる、重要な臓器です。したがって前立腺がんを治療することにより、性機能や排尿機能が影響を受けてしまいます。泌尿器科医は、がんの拡がりと悪性度に応じて、小さくおとなしいがんであればなるべく前立腺を取らず、あるいは神経を温存する手術をし、しかしがんが手ごわそうであれば、性機能と排尿機能がある程度影響を受けてもより広範囲な治療を行います。とはいえ、転移のない前立腺がんの方はどんな治療を受けてもまず五年はお元気です。がんは治癒したが性機能と排尿機能が不如意になったのと、がんは五年後に再発したが、その間は性機能と排尿機能はあまり問題ないのとどちらがよいかは一概には決められない難しい問題です。がんがただちに命を奪うものでないときの治療法の選択には医学的な判断だけではなく、おひとりおひとりの人生観も関係するからです。

本書の三章は少しでもそのような議論ができないか、と思い実際のご質問に答える形で日頃考えていることを述べさせていただきました。このアンサーが正しいかどうかはともかく、どうかご自身の主治医に積極的にご質問ください。

医療は、インターネットショッピングで製品を購入するのとは違います。すべてがオーダーメードですので、がんの病期がこうだったら、治療法はこうで、入院期間がこうで、というだけでなく、自分はどういう治療を受けたいのか、丁々発止のやり取りを医療者とすることで、納得がいく医療を受けることができると思います。その一助になれば望外の喜びです。

堀江重郎

堀江重郎 *Dr. Shigeo Horie*
プロフィール

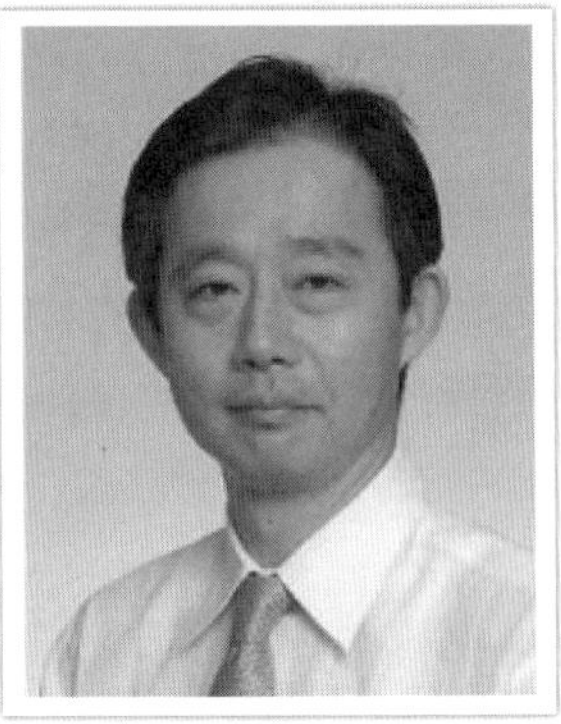

泌尿器科医、医学博士。

1960 年生まれ。

東京大学医学部卒業。東京大学病院勤務後、米国留学、テキサス州で医師免許取得。パークランド記念病院にて腎移植、泌尿器科臨床などにたずさわる。国立がんセンター中央病院、東京大学医科学研究所などで、救急医学、泌尿器科学、腎臓学、分子生物学の研鑽を積む。杏林大学医学部助教授を経て、2003 年より帝京大学医学部主任教授、附属病院泌尿器科長。最先端の技術を提供し、温かみのあるチーム医療を目指す。日本初のメンズヘルス外来を開設。

▶ 所属学会など

日本泌尿器科学会評議員
日本腎臓学会理事
日本癌学会評議員
日本癌治療学会評議員
日本 EE 学会評議員
日本抗加齢学会理事
日本性機能学会理事
日本 Men's Health 学会理事　など

▶ 資格

日本泌尿器科学会指導医
日本腎臓学会指導医
泌尿器腹腔鏡技術認定医
米国外国医学校卒業者永久資格

堀江重郎ＨＰ　　http://www.urologist.jp
帝京大学医学部付属病院泌尿器科ＨＰ　http://teikyo-urology.jp

男性の病気の手術と治療
診察室では聞けない前立腺・ED・がんの心得

著 者 堀江重郎
発行者 伊藤玄二郎
発行所 かまくら春秋社
鎌倉市小町二―一四―七
電話〇四六七(二五)二八六四
印刷所 ケイアール
平成二十二年四月三十日 発行

ISBN978-4-7740-0469-3 C0047